心血管疾病
临床营养诊疗手册

主　审　齐玉梅

主　编　施惠斌

天津出版传媒集团

天津科技翻译出版有限公司

图书在版编目(CIP)数据

心血管疾病临床营养诊疗手册 / 施惠斌主编. —天津 : 天津科技翻译出版有限公司,2024.4

ISBN 978-7-5433-4450-1

Ⅰ.①心… Ⅱ.①施… Ⅲ.①心脏血管疾病–临床营养–手册 ②心脏血管疾病–诊疗–手册 Ⅳ.①R54–62

中国国家版本馆 CIP 数据核字(2024)第 055574 号

- -

心血管疾病临床营养诊疗手册

XINXUEGUAN JIBING LINCHUANG YINGYANG ZHENLIAO SHOUCE

出　　版：天津科技翻译出版有限公司

出 版 人：刘子媛

地　　址：天津市南开区白堤路 244 号

邮政编码：300192

电　　话：022–87894896

传　　真：022–87893237

网　　址：www.tstttpc.com

印　　刷：天津新华印务有限公司

发　　行：全国新华书店

版本记录：710mm×1000mm　16 开本　14.5 印张　260 千字

　　　　　2024 年 4 月第 1 版　2024 年 4 月第 1 次印刷

　　　　　定价：58.00 元

（如发现印装问题,可与出版社调换）

编者名单

主　审　齐玉梅

主　编　施惠斌

副主编　刘锦秀　白绍蓓　周胜男　张春艳

序 言 一

心血管疾病已经成为严重威胁人类健康和生命的疾病之一。据世界卫生组织统计，全球每年有数百万人死于心血管疾病，约占全球死亡总人数的1/4。我国人口众多，人口老龄化程度持续加深，此类疾病及相关并发症更成为危害人民健康的高发病之一。

泰达国际心血管病医院立足体制创新，遵循"博爱济世"院训，砥砺前行20年，生命至上，以人为本，用热心的服务与精湛的技术解救心血管患者于痛苦，挽救孤困先心病儿童于边陲，用心脏移植和自主知识产权的人工心脏"火箭心"拯救生命于垂危。

营养是血运之源，生命之本，对健康的体魄弥足珍贵。营养学不仅是现代医学的基石，也是中国传统医学的瑰宝。《黄帝内经》对营养高度重视，认为"五谷为养，五果为助，五畜为益，五菜为充，气味合而服之，以补精益气"。所以"脾为后天之本"。而令人遗憾的是，当今很多医者对疾病施治时忘却了中国传统医学确立的维持生命本源的宗旨。因此很多人只治不补，使患者的"元气"不断消耗；或滥用抗生素，使微生态环境遭到严重破坏，结果事与愿违，越治越重。

泰达国际心血管病医院作为全新管理体制下的心血管病专科医院，不仅高度重视医疗基本理论、基本技能的不断提高，也极其重视康复和营养这两大支柱学科的健康和发展，多学科的共同发展使全院平均住院日由20年前的11天，锐减到3.9天。

由营养科施惠斌主任主编的《心血管疾病临床营养诊疗手册》就是在这种"扶正固本""正气存内"的辩证唯物主义思想指导下出版的图书，对心血管疾病的营养诊疗进行了详细介绍。为此泰达国际心血管病医院以营养微生态科为基地，以 MDT 团队为支撑，提出了对终末期心力衰竭和极度恶病质患者 50kcal/(d·kg)高氮高热平衡的营养疗法，还辅以大剂量益生菌并合理应用生长激素，最终使患者受益。

本书从专科的角度，论述了营养学在心血管疾病诊疗中的特殊规律，希望能协助临床医生在不断提高医疗综合水平中获益，也希望能使患者在提高自我健康管理中获益。

泰达国际心血管病医院院长

天津医科大学心血管病临床学院院长，教授

亚太人工器官学会副会长

中华医学会常务理事

中国医院协会常务理事

北美胸外科学会(STS)会员

北美胸外科医师协会(AATS)会员

序 言 二

民以食为天,食以安为先。这是人类生存的基本要求。对医院的患者来说,食物营养更为重要。与疾病做斗争,需要充足的营养;疾病的恢复,更需要营养;而正确的营养,又是预防很多疾病,特别是心血管疾病的最佳手段。中国传统医学对营养学有透彻的认识和精辟的论述。2000多年前的《黄帝内经》对饮食健康和饮食治疗已经有明确的记载:"五谷为养,五果为助,五畜为益,五菜为充,气味合而服之,以补精益气。"《黄帝内经》中所载的方剂,一半以上含食物成分,其已为后世的营养学奠定了理论基础。2000多年来,浩如烟海的中医著作也记载了大量的食疗等营养学范畴的内容。

自18世纪以来,科学的发展为营养学注入了新的内容。现代营养学汲取了自然科学和人文科学的最佳成果,从宏观和微观的角度对营养学的范畴和内容做了丰富的拓展。在国际上现有大量刊登营养学方面科学进展的期刊和著作,怎样从这些现代科学的进展中总结出为临床医务人员便于应用,又能为社会非医务人员提供科普知识的简单实用的手册,对营养学专业人员来说是一项光荣而又重要的任务。

在这种情况下,泰达国际心血管病医院营养科的同仁们,将他们的营养学理论知识与丰富的实践经验,特别是在大型心血管病专科医院中对营养学在心血管病的临床、护理、康复中实际应用的临床经验,总结成这本通俗易懂、便于应用的手册,为心血管疾病中的临床营养学提供了一件利器,可谓功莫大焉。正如施惠斌主任在前言中所说,该手册历时半年,营养科各位医师不辞劳苦,辛勤耕耘、终于完稿。我对他们辛勤工作的成果致以真诚的祝贺。

我作为心血管外科医师及心血管病研究者,深深地认识到正确的营养对心血管疾病的预防、治疗及康复的重要性,我也深深地认识到正确的营养对全体人民身体健康的重要性。因此,我认为这本手册的出版,会为营养学实际应用的普及增添一块坚实的砖瓦。我相信,泰达国际心血管病医院营养科的同仁们会以这本手册的出版作为他们事业的新的开端,在营养学这一重要的医学分支和社会健康事业的重要领域做出新的贡献。是为序。

泰达国际心血管病医院副院长

天津大学心血管病研究所所长

天津大学卓越教授

法国国家医学科学院院士

前　言

目前,临床营养作为临床医学的二级学科,属于内科学,既有营养学基础，也与临床医学密切相关。随着医学模式的改变及社会经济的发展,临床营养的内涵发生了新的改变。变化涉及营养因素在发病过程中的机制,营养与机体对疾病抵抗力的关系,以及营养在预防、治疗和康复中的作用等方面。

近年来,临床营养学科在泰达国际心血管病医院飞速发展,目前有营养门诊、医疗膳食、肠内营养、肠外营养四大功能区,为临床提供了有力保障。

营养是生命的物质基础,而营养治疗是疾病的基础治疗,尤其在心血管病围术期,应用多学科联合治疗时,营养治疗必不可少,而且融入了诊疗全过程。

根据我院心血管病营养代谢特点,我们撰写了一部实用的营养诊疗手册,为临床、护理、康复等医学同仁提供参考,同时因为内容通俗易懂,也可用于社会科普。本手册共分为 9 个章节,分别为心血管疾病基础知识、心血管疾病相关营养基础、临床营养诊疗流程、相关营养治疗方法、心脑血管相关疾病的营养治疗、心血管外科手术的营养治疗、先天性心脏病儿童的营养治疗、心血管疾病营养宣教、心血管健康常识。

此手册历时半年,在营养科各位医师不辞劳苦、辛勤耕耘下终于完稿，但鉴于医学理论的特殊性，难免存在不足之处，希望同行批评指正。另外，本书的编写得到了天津市第三中心医院专家齐玉梅教授的指导与帮助，在此一并表示诚挚的感谢。编写此书时正值我院建院二十周年之际，营养科谨以此作为礼物，献给我们热爱的泰达国际心血管病医院。

泰达国际心血管病医院营养科主任

目　录

第一章　心血管疾病基础知识

近 30 年来,我国医疗的可及性和质量指数进步幅度成绩斐然,在解决心血管疾病"救治难"的问题上,多项心血管技术有了长足的进步。但由于居民不健康生活方式的流行及人口老龄化的加速,有心血管疾病危险因素的人群也在逐渐增加,国家心血管病中心 2023 年发布:心血管疾病的发病率和死亡率仍在升高,在城乡疾病死亡的构成比例占首位,分别占农村、城市死亡率的 45.01% 和 42.61%。而且在每 5 例死亡病例中就有 2 例死于心血管疾病,推算我国现有心血管疾病患者达 3.3 亿人,疾病负担下降的拐点尚未出现。而在心血管疾病诸多发病危险因素中,不合理膳食是重要诱因之一,所以值得我们深入研究和全民科普教育,以便提高心血管疾病的防治水平,尤其要降低院前的死亡率,在 2030 年达到健康中国战略目标。

第一节　心血管疾病分类

一、心力衰竭

心力衰竭(简称"心衰")是由于心脏收缩功能和(或)舒张功能发生障碍,不能将静脉回心血量充分排出心脏,导致静脉系统血液淤积,动脉系统血液灌注不足引起的心脏循环障碍。心衰是一组临床综合征而非单纯的一种疾病,急性心衰可能为急性心肌梗死、急性大面积肺栓塞、严重肾脏疾病的首发表现。

（一）基本病因

1.原发性心肌损害

缺血性心肌损害,心肌炎和心肌病,心肌代谢性疾病。

2.心脏负荷过重

后负荷过重（如高血压、主动脉瓣狭窄等）,前负荷过重（如二尖瓣、主动脉瓣关闭不全等）。

（二）诱因

（1）感染:呼吸道感染最常见,感染性心内膜炎较隐匿,易漏诊。

（2）心律失常:其中以心房颤动最常见。

（3）血容量增加或治疗不当:水、钠入量过多、过快,不恰当停用利尿剂或降压药。

（4）过度体力消耗或情绪激动。

（5）原有心脏病变加重或并发其他疾病,如甲状腺功能亢进、贫血、肺栓塞等。

（三）症状

心衰的症状有呼吸困难、活动耐量降低、活动后恢复时间延长、疲劳、乏力、身体低垂部位水肿。

二、心律失常

心律失常是心脏活动的起源和(或)节律失常,可单独发病,也可与其他心血管疾病伴发,可分为窦性心律失常、房性心律失常、房室交界区心律失常、室性心律失常、心脏传导阻滞等。

（一）基本病因

遗传性心律失常多为基因通道突变所致，获得性心律失常可见于各种器质性心脏病，以冠状动脉性心脏病、心肌病、心肌炎等多见。

（二）诱因

在进行心脏介入性治疗、心导管检查或者胸部手术时，可能会诱发心律失常；大量运动或情绪激动也可诱发心律失常。

（三）症状

心律失常最常见的症状是心悸、憋气、胸闷、心慌等，也可能出现晕厥、乏力、头晕等症状。

三、冠状动脉粥样硬化性心脏病

冠状动脉粥样硬化性心脏病是指由冠状动脉硬化使管腔狭窄或阻塞导致心肌缺血、缺氧而引起的心脏病，与冠状动脉功能性改变（痉挛）一起统称为冠状动脉性心脏病（简称"冠心病"），是一种缺血性心脏病。

（一）基本病因

冠状动脉粥样硬化可使冠状动脉血流减慢，以及冠状动脉狭窄或阻塞，从而导致心肌缺血、缺氧。冠心病的发生、发展是一个缓慢渐进的过程，患者从青少年起即开始有血管壁的脂肪条纹形成，至 40 岁左右病变的血管逐渐明显变窄，冠状动脉供血减少，并可能发生出血、溃疡、血栓等改变，导致相应的临床症状，如心绞痛、心肌梗死、冠状动脉性猝死等。

（二）诱因

1.年龄、性别

本病临床发病年龄有年轻化趋势。与男性相比,女性发病率较低,因为雌激素有抗动脉粥样硬化的作用,故女性在绝经期后发病率会迅速增加。年龄和性别属于不可改变的危险因素。

2.血脂异常

脂质代谢异常是动脉粥样硬化最重要的危险因素。

3.高血压病

高血压病患者动脉粥样硬化发病率明显增高。收缩压和舒张压增高都与本病密切相关。

4.吸烟

与不吸烟者比较,吸烟者本病的发病率和病死率高 2 ~ 6 倍,且与每天吸烟的支数成正比。被动吸烟也是危险因素。

5.糖尿病和糖耐量异常

糖尿病患者不仅本病发病率较非糖尿病者高数倍,且病变进展迅速。2 型糖尿病患者常有胰岛素抵抗及高胰岛素血症伴发冠心病。

6.肥胖

肥胖也是动脉粥样硬化的危险因素。肥胖可导致血浆甘油三酯及胆固醇水平的增高,并常伴发高血压病或糖尿病,近年研究认为肥胖者常有胰岛素抵抗,导致动脉粥样硬化的发病率明显增高。

7.家族史

家族史也是冠心病的危险因素。早发冠心病家族史是指一级男性亲属发病时 <55 岁,一级女性亲属发病时 <65 岁。

（三）症状

冠状动脉粥样硬化性心脏病的典型症状为心肌缺血引起的胸闷、胸痛、乏力、呼吸困难等，可伴有出汗、恶心、呕吐等症状，病情严重者可出现心衰、低血压或休克等表现。

1. 心绞痛

心绞痛因体力活动、情绪激动等诱发，患者突感心前区疼痛，这种疼痛多为发作性绞痛或压榨痛，也可为憋闷感。疼痛也可出现在安静状态下或夜间，由冠状动脉痉挛所致，也称变异型心绞痛。疼痛逐渐加剧、变频、持续时间延长，去除诱因或含服硝酸甘油不能缓解，此时往往怀疑为不稳定型心绞痛。

2. 不典型症状

需注意部分冠状动脉粥样硬化性心脏病患者的症状并不典型，仅仅表现为心前区不适、心悸或乏力，或以胃肠道症状为主。个别患者可能都不会感到疼痛，如老年患者和糖尿病患者。

3. 缺血性心肌病

由冠状动脉粥样硬化引起长期缺血，导致心肌弥漫性纤维化，产生心衰、心律失常等临床表现。本病具体表现为心慌、心悸、劳累性呼吸困难、端坐呼吸或夜间阵发性呼吸困难、室性期前收缩、心房颤动、束支传导阻滞等。

4. 其他

颈部、咽喉部或下颌部有紧缩感，左肩、左臂内侧疼痛，为心绞痛放射所致。另外，可出现心率加快、血压升高、表情焦虑、皮肤冷或出汗等。

四、心脏瓣膜病

心脏瓣膜病是由先天发育异常或其他病变所致，如风湿性心脏病、黏液变性、退行性变、缺血、感染、结缔组织病、创伤等病变引起心脏瓣膜及其他附属结构发生解剖结构或者功能上的异常,造成单个或者多个瓣膜急性或慢性狭窄和(或)关闭不全,可导致心脏血流动力学的显著变化,并出现一系列症状的临床综合征。

(一)基本病因

1.风湿性心脏病

风湿性心脏病可引起二尖瓣狭窄和关闭不全,以及主动脉瓣狭窄和关闭不全。

2.老年退行性变

随着年龄的增长,老年人的心脏瓣膜退化,通常会导致心脏瓣膜病,包括心脏瓣膜狭窄、关闭不全等。

3.其他原因

细菌及病原体感染(感染性心内膜炎),自身免疫性疾病(系统性红斑狼疮、类风湿关节炎、马方综合征),代谢性疾病(慢性肾病、甲状旁腺功能亢进),肿瘤转移(心脏类癌综合征),因高血压、糖尿病等引起的心脏缺血、心室扩大,进而导致瓣膜关闭不全。

(二)诱因

心脏容量负荷过重、心律失常、感染、贫血、应激和药物使用不当等因素加重心脏瓣膜患者的临床症状,可诱发急性心衰,甚至心源性休克。

(三)症状

心脏瓣膜病患者常表现为活动后心慌、气短、疲乏和倦怠,活动耐力明显下降,稍做运动便出现呼吸困难。本病治疗不及时可合并出现心房颤动、急性肺水肿、血栓栓塞、心衰等。

1.二尖瓣狭窄症状

呼吸困难、咳嗽、咯血、声嘶,重度二尖瓣狭窄常有"二尖瓣面容"。

2. 主动脉瓣狭窄症状

患者会在活动后出现头晕、黑蒙,甚至晕厥,也可出现心前区不适或心绞痛症状。

3. 二尖瓣关闭不全症状

患者代偿期可无症状,当左心衰竭时可有心悸、气促、乏力等。

4. 主动脉瓣关闭不全症状

患者早期无症状,或有心前区不适或头部动脉搏动感,晚期可出现左心衰竭症状,急性重症患者有胸痛。

5. 三尖瓣狭窄症状

患者会表现出心输出量降低引起的疲乏,体循环淤血导致的腹胀、食欲缺乏、恶心、呕吐、消瘦、水肿、胸腔积液、腹水等症状。

6. 三尖瓣关闭不全症状

无肺动脉高压的情况下,大多数患者无明显症状。肺动脉高压合并三尖瓣反流时,心输出量降低,右心衰竭症状即出现,在此情况下,患者会出现疲乏、颈动脉搏动、肝大、腹胀、水肿等。

五、心肌病

心肌病是一组心肌器质性疾病,可分为原发性心肌病和继发性心肌病两类,病理学上表现为心室不适当的扩张或肥厚,并影响心脏的收缩或舒张功能,最终可导致重度心衰、房性或室性心律失常或栓塞。

(一)基本病因

原发性心肌病是由遗传、非遗传和获得性病因单独或混合引起的心肌病变,常见的心肌病致病原因趋于明确。继发性心肌病是系统性疾病累及的心肌病变,常常有明确的病因,可针对其原发病进行防治。

（二）诱因

细菌、病毒、寄生虫的感染都可能诱发心肌病,例如病毒性心肌炎,从而引起心肌病,这是扩张型心肌病的重要诱因之一。另外,乙醇（酒精）、药物及内分泌系统疾病也会引起心肌病,糖尿病、甲状腺功能亢进如果控制不佳则可能引起糖尿病性心肌病及甲状腺功能亢进性心肌病。冠状动脉狭窄、痉挛等如果不能有效控制,心肌长期处于缺血状态,可导致心肌的损害,发展成缺血性心肌病。

（三）症状

心肌病的典型症状主要表现为充血性心力衰竭,最常见的是气急和水肿。气急是左心衰竭的主要表现,刚开始仅在劳累后出现气急,活动耐量下降,随着疾病的进展,在轻度体力活动或者休息时也会出现气急,病情加重后出现夜间阵发性呼吸困难或端坐呼吸。

除了典型的心衰的临床表现,有些患者还伴有胸痛、心悸、乏力、头晕、晕厥、栓塞、猝死等症状。

第二节　心血管疾病危害与危险因素

心血管疾病具有发病率高（老年人发病率接近45%）、死亡威胁大（死亡率40%）的特点。在我国心血管疾病位居死亡率首位,是现代社会中老年人口健康的最大威胁。

一、高血压

高血压是心血管疾病的主要危险因素。其对心脏血管的损害一方面体现在对心脏冠状动脉的影响,会导致冠状动脉发生粥样硬化而发生冠心病,使左心室负荷大幅度增强,心肌强力增加,合并冠状动脉粥样硬化时,冠状动脉血流储备功能降低,心肌供氧减少,这些症状会引起人体严重不适,更甚者会出现心绞痛的症状;另一方面,其对心脏本身的损害,动脉压力过大,会增加患者的心脏压力,给心脏带来较大的负担,最终导致心室发生异变,心室会变得肥大,使心脏出现扩张,对心脏的损害非常大。全国管理在册的高血压患者超过1亿人。

二、血脂异常

高血脂也是心血管疾病的重要危险因素。当血液中胆固醇和甘油三酯含量过高时,会导致血管硬化、血栓形成等,增加发生心脏病、脑卒中等疾病的风险。血清总胆固醇或低密度脂蛋白胆固醇升高是冠心病和缺血性脑卒中的独立危险因素之一。

三、糖尿病

2型糖尿病成人患病率达10.4%,是心血管疾病的危险因素。糖代谢异常介导的微血管及心肌病变改变心肌传导系统,引起交感神经兴奋、迷走神经活性降低,缩短心肌细胞不应期,导致心律失常。较高血糖对心血管系统的影响更大,是心血管疾病预后不良的危险因素,高糖化血红蛋白控制不良与下肢血管病变有关。随着血糖波动监测技术的问世和推广,发现血糖波动增强可加重血管内皮损伤,导致下肢血管疾病的发生。糖尿病患者心脑血管疾病发病率和病死率为非糖尿病患者的3.5倍,是2型糖尿病最主要的死亡原因。

四、慢性肾脏疾病

慢性肾脏疾病与心血管疾病之间存在相互影响。慢性肾脏疾病患者的心血管事件发生率是普通人群的5倍,肾脏疾病患者进入尿毒症阶段后,其中约

50%死于心血管疾病。此外,血管硬化、高血压等问题也会进一步加重肾脏损害,因此两者互为因果,相互之间是加急和加重的关系。

肾脏疾病的持续时间、严重程度等影响了心血管疾病的发生和发展,大多数慢性肾脏疾病患者在进入终末期之前即已发生心血管疾病,以左心室肥厚最为常见。左心室肥厚、冠状动脉疾病、充血性心衰等心血管疾病的发生与肾小球滤过率的下降程度密切相关。

慢性肾脏疾病2~3期的患者中有40%存在左心室肥厚,开始进行透析的患者中存在高血压的占75%~85%,左心室肥厚的比例高达70%~75%,仅极少数患者超声心动图正常,一些患者出现收缩功能障碍。30%~35%的终末期肾脏疾病患者在透析开始时已有充血性心衰,30%的患者在开始肾脏替代治疗的第1年内发生充血性心衰。腹膜透析患者左心室的病变更明显。维持性血液透析患者心肌梗死或心绞痛的年住院率为10%,这部分患者5年死亡率高达90%。

五、肥胖

肥胖是由于体内过多的脂肪细胞堆积,而堆积的主要部位为皮下和内脏,内脏脂肪堆积过多的人群发生心血管疾病的风险较高。从脂肪堆积那一刻起,人体就开始陷入一种自我强化的炎症反应链中,逐渐导致心血管系统损伤。循环系统的损伤是由内分泌及代谢过程紊乱所致。肥胖者多存在高血压、高脂血症和胰岛素抵抗,这称为"代谢综合征"。

肥胖会加速动脉粥样硬化斑块形成及血管狭窄;使血液黏滞度升高,血流速度减缓,增加心血管事件;使冠心病治疗效果不理想;在进行冠状动脉支架介入手术患者中容易出现近期或远期再狭窄;破坏心脏结构和功能,增加心房颤动和心衰的概率。

第三节　心血管疾病的一级预防

心血管疾病是威胁我国人民生命和健康的重大公共卫生问题。实践证明，在心血管疾病事件发生之前，可通过生活方式干预和危险因素防控等一级预防措施延缓或避免临床事件的发生。2020 年，由中华医学会心血管病学分会牵头，联合相关学会共同制定了《中国心血管病一级预防指南》。

一、一级预防概念

心血管疾病一级预防指疾病尚未发生或疾病处于亚临床阶段时采取预防措施，控制或减少心血管疾病的危险因素，预防心血管事件，减少群体发病率。有效控制致病因素，将延缓或阻止动脉粥样硬化病变发展成临床心血管疾病，减少心脑血管事件，降低致残率和死亡率，改善人民群众健康水平。

2023 年《中国心血管病一级预防指南基层版》的目标人群为尚未发生心血管疾病的 18 岁及以上人群，主要聚焦于动脉粥样硬化性心血管疾病的一级预防。动脉粥样硬化性心血管疾病包括急性冠脉综合征、稳定型冠心病、血运重建术后、缺血性心肌病、缺血性脑卒中、短暂性脑缺血发作和外周动脉粥样硬化疾病等。

二、一级预防的主要措施

年龄、性别、种族、家族史、高胆固醇血症、吸烟、糖尿病、高血压、腹型肥胖、缺乏运动、营养素摄入不足、精神紧张等这些心血管疾病危险因素中，有 8 项是可以改变，可以预防的。

（一）生活方式干预（基石）

1.平衡膳食

强调蔬菜、水果、豆类、坚果、全谷物和鱼类的摄入,可降低心血管疾病的发生风险。限制过高胆固醇摄入、用不饱和脂肪代替饱和脂肪、避免摄入反式脂肪(酸)、限制钠摄入过多(每日食盐摄入不超过 5g)、碳水化合物摄入供给每日能量的 50%～55%,有助于降低心血管疾病的发生风险。

2.戒烟

吸烟是心血管疾病及死亡的独立危险因素,吸烟量越大、时间越长,心血管疾病发病及死亡风险越高。二手烟暴露同样会增加冠心病、脑卒中等心血管疾病的发生风险。

3.规律运动

成人每周应进行至少 150 分钟中等强度身体活动或 75 分钟高强度身体活动(或等效的中等强度与高强度身体活动组合),对于因疾病或身体状态等无法达到上述推荐活动量的成人,低于推荐量的中等或高强度身体活动也有助于降低心血管疾病的发生风险。

4.控制体重

BMI 指数为 22.5～25kg/m^2 的患者死亡率最低,BMI 指数 >25kg/m^2 的患者,BMI 指数每增加 5kg/m^2,死亡率增加 30%。

5.心理平衡

抑郁、焦虑、暴怒、创伤后应激障碍等精神、心理异常与心血管疾病发生有关。

（二）血脂异常干预

建议 <40 岁的成人每 2～5 年检查 1 次血脂,≥40 岁成人每年至少检查 1 次血脂,高危人群应根据个体化防治的需求进行血脂检测。低危:低密度脂蛋

白胆固醇 <3.4mmoL/L;中危、高危:低密度脂蛋白胆固醇 <2.6mmoL/L;极高危:低密度脂蛋白胆固醇 <1.8mmoL/L 且较基线降低幅度 >50%;超高危:低密度脂蛋白胆固醇 <1.4mmoL/L,且较基线降低幅度 >50%。

(三)血糖监测与控制

(1)建议 45 岁开始每年检查 1 次空腹血糖, <45 岁的成人如果存在以下危险因素,应定期进行血糖监测:①BMI≥28kg/m^2;②有糖尿病家族史;③高血压;④血脂代谢异常。

(2)强化生活方式干预(平衡膳食、体育锻炼)。

(四)血压监测与控制

(1)建议 35 岁以上的成人每年至少监测 1 次血压;高血压患者调整治疗期间应每日监测 2 次血压,血压稳定后每周监测 2 次血压。

(2)对于没有其他危险因素的初发高血压患者,首先应进行强化生活方式干预。1 级高血压患者(收缩压 140～159mmHg 或舒张压 90～99mmHg,1mmHg≈0.133kPa)干预1～3 个月后,若血压未得到控制,则开始药物治疗;2 级高血压(收缩压 160～179mmHg 或舒张压 100～109mmHg)干预数周后,若血压未得到控制,则开始药物治疗;3 级高血压(收缩压≥180mmHg 或舒张压≥110mmHg)应立即进行药物治疗。

(3)对于有 1～2 个危险因素的初发高血压患者,1 级和 2 级高血压首先进行生活方式干预,2～4 周后若血压未得到控制,则开始药物治疗;3 级高血压应立即进行药物治疗。

第二章　心血管疾病相关营养基础

人体吸收营养物质并进行消化吸收,获得必需营养素,所谓"必需营养素"是指必须从外界摄取的人体不可缺少的营养素,包括蛋白质、脂肪、碳水化合物、维生素、矿物质、膳食纤维、水,共七大类。

新陈代谢是人体生命活动的基本特征。人体生命活动过程中会消耗、吸收营养素,分解代谢,进行能量释放。人体的合成与代谢过程会伴随着能量的代谢。

第一节　能　量

一、能量单位

常用的能量单位包括焦耳(J)、千焦(kJ)、卡(cal)、千卡(kcal),在营养学上,一般使用的能量单位为"卡"或"千卡"。

具体的能量单位换算如下:

$1000J = 1kJ$

$1000cal = 1kcal$

$1kcal = 4.184kJ$

例:若某包装上显示 100g 该食品含有 1986kJ 能量,我们可计算其能量为 474.7kcal(1986kJ/4.184)/100g。

二、能量来源

人体的能量来源主要依靠摄入的三大产能物质,包括碳水化合物、脂肪和蛋白质。

碳水化合物是主要的能量来源,我国成人55%~65%的能量来源于碳水化合物。食物中的碳水化合物经过消化形成葡萄糖,进而吸收,其中一部分会以糖原形式储存在肝脏及肌肉中,维持血糖平衡和骨骼肌的工作。1g碳水化合物在体内氧化实际产生的能量为4kcal。

脂肪也是人体重要的供能物质,是能量储存的主要形式,但人体缺氧状态下,脂肪是无法进行供能的。人体消耗的能量有40%~50%来源于脂肪,1g脂肪在体内氧化实际产生的能量为9kcal。

蛋白质在人体主要的作用是构成机体蛋白,但在长期能源物质摄入不足的情况下会动用人体蛋白质,进行产能。1g蛋白质在体内氧化实际产生的能量为4kcal。

三、能量消耗

人体能量的消耗有4个方面,分别为基础代谢、体力活动、食物热效应、生长发育及其他影响因素。

(一)基础代谢

基础代谢是指在禁食12小时以上的清晨清醒后,在极端安静的状态下测得的能量消耗。单位时间内的基础代谢称为基础代谢率,单位是$[kJ/(m^2 \cdot h)]$或$[kcal/(m^2 \cdot h)]$。

影响基础代谢的因素包括体表面积、年龄和性别、激素、环境温度与气候、劳动强度。基础代谢率与体表面积成正比;婴儿期与青春期是两个较高代谢阶段,成年后,随着年龄的增加,基础代谢逐渐降低;在同年龄、同体表面积下,女性基础代谢率低于男性;甲状腺功能亢进会使基础代谢率明显升高;寒冷季节基础代谢率高于炎热季节;高劳动强度者的基础代谢率高于低劳动强度者。

(二)体力活动

除基础代谢外,体力活动是人体能量消耗的主要影响因素。不同人群的体力活动消耗值差距很大:①肌肉越发达者,活动能量消耗越多;②体重越重者,能量消耗越多;③劳动强度越大、持续时间越长者,能量消耗越多;④工作熟练度越高者,能量消耗越少。

(三)食物热效应

食物热效应是指由进食而引起能量消耗增加的现象。食物的成分不同,所产生的热效应差别很大。碳水化合物的食物热效应占其热能的 5%~6%,脂肪为 4%~5%,而蛋白质则达到 30%~40%,混合食物的热效应作用可相当于基础代谢的 10%。

(四)生长发育及其他影响因素

儿童的生长发育、妊娠期女性、哺乳期女性等特殊人群,也会有额外的能量消耗:①婴幼儿、儿童和青少年阶段生长发育额外的能量消耗,主要指机体生长发育中合成新组织所需的能量,如 1~3 月龄的婴儿,能量需要约占总能量的 35%,2 岁时约占总能量的 3%,青少年期约为总能量的 1%~2%;②妊娠期额外能量消耗的增加包括胎儿生长发育和妊娠女性子宫、乳房与胎盘的发育及母体脂肪的储存;③哺乳期女性产生乳汁及乳汁自身含有的能量等也需要额外的能量消耗;④机体能量消耗还受情绪和精神状态等因素的影响。

四、能量需要量的计算

能量摄入的最佳状态是能量消耗与能量摄入平衡,缺乏或过剩都会影响健康。临床上能量需要量的确定有两种方法,一种是公式计算,另一种是查询中国居民膳食能量推荐摄入量(见附录1)。

能量需要量的公式计算方法是利用基础能量消耗(BEE)和体力活动水平(PAL)计算得出,PAL见表2-1。

能量需要量(kcal/d) = BEE × PAL

女性:BEE(kcal/d) = 21.2 × 体重(kg)

男性:BEE(kcal/d) = 22.3 × 体重(kg)

表2-1　根据双标水法测定结果估测的生活方式或职业的 PAL 值

生活方式	从事的职业或人群	PAL
1. 休息,主要是坐位或卧位	不能自理的老年人或残疾人	1.2
2. 静态生活方式/坐位工作,很少或没有重体力休闲活动	办公室职员或精密仪器机械师	1.4 ~ 1.5
3. 静态生活方式/坐位工作,有时需走动或站立,但很少有重体力休闲活动	实验室助理、司机、学生、装配线工人	1.6 ~ 1.7
4. 主要是站着或走着工作	家庭主妇、销售人员、侍应生、机械师、交易员	1.8 ~ 1.9
5. 重体力职业工作或重体力休闲活动方式	建筑工人、农民、林业工人、矿工、运动员	2.0 ~ 2.4
6. 有明显的体育运动量或重体力休闲活动(每周 4 ~ 5 次,每次 30 ~ 60 分钟)		+0.3(增加量)

第二节　蛋白质

一、蛋白质的分类

从营养学角度,蛋白质按营养价值可分为完全蛋白、半完全蛋白和不完全蛋白。

完全蛋白指必需氨基酸种类齐全、数量充足、比例适当的蛋白质,这类蛋白质不但能维持成人的健康,还可以促进儿童的生长发育。例如,肉类的白蛋白、乳类中的酪蛋白等。

半完全蛋白指必需氨基酸种类齐全,但数量不足、比例不恰当,可以维持生命,但不能促进生长发育的蛋白质。例如,小麦中的麦胶蛋白。

不完全蛋白指必需氨基酸种类不全、数量不足、比例不适当的蛋白质,不能维持生命,也不能促进生长发育的蛋白质。例如,肉皮中的胶质蛋白。

二、蛋白质的生理功能

(一)构成人体组织

人体细胞除了水分外,80% 为蛋白质,是构成人体组织、器官的重要成分,如毛发、皮肤、肌肉、骨骼、内脏、大脑、血液、神经、内分泌等都是由蛋白质组成。蛋白质对人的生长发育非常重要。人体的生长发育是蛋白质不断累积的过程,如儿童的生长发育。

(二)调节生理功能

蛋白质在体内构成多种具有生理活性的物质,参与调节生理功能,例如血红蛋白、脂蛋白、转铁蛋白、视黄醇结合蛋白等,可维护人体免疫功能,调节体内激素与酶的催化功能。

(三)提供能量

蛋白质在体内分解为氨基酸后,经脱氨基的作用生成 α - 酮酸,可直接经三羧酸循环氧化分解,并释放能量,人体每天需要的能量有 10% ~ 15% 来自蛋白质。一般情况下,供给热量不是蛋白质的主要功能。

三、氨基酸

(一)氨基酸的分类

氨基酸是蛋白质的基本单位,根据该氨基酸是否可在人体内自行合成,可以将氨基酸分为必需氨基酸、非必需氨基酸和条件必需氨基酸。必需氨基酸包括 9 种,非必需氨基酸包括 8 种,条件必需氨基酸包括 2 种,见表 2 - 2。

表 2 - 2 人体所需氨基酸分类

必需氨基酸	非必需氨基酸	条件必需氨基酸
赖氨酸	天门冬氨酸	半胱氨酸
亮氨酸	天门冬酰胺	酪氨酸
异亮氨酸	谷氨酸	
蛋氨酸	谷氨酰胺	
苯丙氨酸	甘氨酸	
苏氨酸	脯氨酸	
色氨酸	丝氨酸	
缬氨酸	丙氨酸	
组氨酸		

(二)蛋白质互补原则

人体需要的蛋白质和食物所含有的蛋白质在氨基酸种类与数量上均有差

别,这种差别我们称为氨基酸模式。食物的氨基酸模式越接近人体蛋白质模式,这种氨基酸在人体的吸收利用率越高,其中吸收利用率较高的为优质蛋白质,例如牛奶、鸡蛋、肉、鱼等,其中鸡蛋中的蛋白质与人体最为接近,称为参考蛋白质。若食物中蛋白质的一种或几种必需氨基酸较低,导致其他氨基酸不能被充分利用,这些含量低的氨基酸称为限制氨基酸,按照缺少数量的多少排序,称为第一限制氨基酸、第二限制氨基酸。谷类食物中的第一限制氨基酸为赖氨酸,大豆中的第一限制氨基酸为蛋氨酸,因此,在饮食中我们将植物与动物食物混合食用,或多种食物混合食用,这样氨基酸种类含量可以取长补短、互相补充,提高蛋白质营养价值,称为蛋白质互补作用。

四、食物蛋白质的营养评价

不同食物中蛋白质含量不同,质量也不同,我们在评价蛋白质营养价值时可以用以下几个指标。

(一)蛋白质含量

食物中蛋白质含量是评价食物蛋白质营养价值的重要指标。常见食物蛋白质含量见表2-3。

表2-3 常见食物蛋白质含量(g/100g)

食物	蛋白质	食物	蛋白质
标准小麦粉	11.2	猪肉(肥瘦)	13.2
粳米	7.7	牛肉(肥瘦)	19.9
小米	9.0	羊肉(肥瘦)	19.0
土豆	2.0	鸡肉	19.3
黄豆	35.0	鸡蛋	13.3
虾仁	10.4	牛奶	3.0

（二）蛋白质消化率

蛋白质消化率是反映食物蛋白质在消化道内被分解和吸收程度的一项指标。蛋白质消化率被分为表观消化率和真消化率，区别在于表观消化率不考虑粪代谢率，真消化率考虑粪代谢率，故一般表观消化率要比真消化率低。

蛋白质表观消化率和真消化率的计算公式如下：

蛋白质表观消化率（％）＝（摄入氮量－粪氮量）／摄入氮量×100％

蛋白质真消化率（％）＝［食物氮－（粪氮－粪代谢氮）］／食物氮×100％

（三）蛋白质利用率

蛋白质利用率指食物被消化后蛋白质被人体利用的程度，常用的描述蛋白质利用率的指标包括蛋白质功效比值、蛋白质生物价和蛋白质氨基酸评分。其值越高，代表这种蛋白质的利用率越高，生物价最高为100。常见食物蛋白质利用率比较见表2－4。

表2－4　常见食物蛋白质利用率比较

蛋白质来源	功效比值	生物价
鸡蛋	3.92	94
牛奶	3.09	85
鱼	4.55	83
牛肉	2.3	76
大豆	2.32	57
面粉	0.6	52
大米	2.16	77

五、膳食参考摄入量及食物来源

正常成人每日蛋白质摄入量为1g/kg体重，《中国居民膳食营养素参考摄入量》中蛋白质的参考摄入量见表2-5。

蛋白质的食物来源可以分为动物蛋白和植物蛋白。植物中豆类含有丰富的蛋白质,大豆的蛋白质含量可达到36%~40%,利用率也较高,是植物蛋白的较好来源,谷类的蛋白质一般约为10%;新鲜肉类蛋白质含量为15%~22%;蛋类蛋白质含量为11%~14%;乳类为3%~3.5%。肉、蛋、乳类是优质蛋白质的良好来源,动物蛋白和大豆蛋白占膳食总蛋白的30%~50%。

表2-5 中国居民膳食蛋白质参考摄入量(g/d)

人群	男	女
0 岁	9	9
0.5 岁	20	20
1 岁	25	25
2 岁	25	25
3 岁	30	30
4 岁	30	30
5 岁	30	30
6 岁	35	35
7 岁	40	40
8 岁	40	40
9 岁	45	45
10 岁	50	50
11 岁	60	55
14 岁	75	60
18 岁	65	55
50 岁	65	55
65 岁	65	55
80 岁	65	55
妊娠期女性(早)		0
妊娠期女性(中)		+15
妊娠期女性(晚)		+30
哺乳期女性		+25

第三节　脂类

一、脂类的分类

脂类是人体重要的营养素之一,供给机体所需的能量、提供机体所需的必需脂肪酸,是人体细胞组织的组成成分,包括脂肪和类脂。脂肪是甘油和各种脂肪酸所形成的甘油三酯,日常食用的动植物油等均属此类。其中脂肪酸又分为饱和脂肪酸和不饱和脂肪酸。类脂包括磷脂、固醇及糖脂。胆固醇是人体中主要的固醇类化合物,人体中部分胆固醇可形成胆固醇酯,动脉粥样硬化堆积在动脉壁的脂类以胆固醇为主。

二、脂类的生理功能

脂类的生理功能如下。①供给能量:脂肪产生的能量是蛋白质和碳水化合物的 2 倍,一般合理膳食的总能量有 20%～30% 由脂肪提供。②构成身体成分:正常人按体重计算含脂类为 14%～19%,绝大部分是由甘油三酯形式储存于脂肪组织中。随着营养状况增加的脂肪称为可变脂,类脂类比较稳定,称为定脂。③促进脂溶性维生素的吸收:脂肪是脂溶性维生素的良好载体,脂肪通过刺激胆汁分泌,协助脂溶性维生素吸收利用。④维持体温、保护脏器。⑤供给必需脂肪酸:必需脂肪酸指人体不能自行合成的脂肪酸,包括亚油酸和 α－亚麻酸,必需脂肪酸缺乏会导致生长发育迟缓、生殖障碍、皮肤受损等问题。⑥维持生物膜的结构与功能,以及参与脑和神经组织的构成。⑦运输脂肪。⑧合成维生素和激素的前体。

三、不同脂类的营养价值

（一）磷脂

磷脂是细胞膜的重要组成成分,对脂肪的吸收、转运起着重要的作用。磷脂包括甘油磷脂及鞘磷脂。甘油磷脂以甘油为基础,常见有卵磷脂、脑磷脂、肌醇磷脂等;鞘磷脂是以神经鞘氨醇为基础的神经鞘磷脂。神经鞘磷脂是膜结构的重要磷脂,它与卵磷脂并存于细胞膜外侧。含磷脂高的食物包括蛋黄、瘦肉、脑、肝等,其中蛋黄的磷脂含量最高,可达到9%,植物性食物中大豆的磷脂含量最高。

（二）固醇类

固醇类是一类含有多个环状结构的脂类化合物,胆固醇是最重要的一种固醇,是细胞膜的重要成分。人体每日自身合成的胆固醇为1g,食物中摄入的胆固醇是自身合成的1/7～1/3,膳食胆固醇的吸收和对血脂的影响存在较大的个体差异,与遗传因素和代谢状态有明显关系,膳食胆固醇的来源对血脂和心血管疾病的影响也不同。

2000年版的《中国居民膳食营养素参考摄入量》建议,胆固醇的摄入量应<300mg/d,但近年对胆固醇的相关研究发现了缺乏膳食胆固醇摄入量对慢性病影响的相关证据,在新版《中国居民膳食营养素参考摄入量》中取消了对胆固醇摄入的限制,但由于胆固醇和饱和脂肪酸往往同时存在于同一种食物中,因此仍要控制这类食物的摄入量。

（三）脂肪酸

1. 脂肪酸的分类

脂肪酸是脂类的重要结构组分,根据饱和度的不同,可分为饱和脂肪酸、单不饱和脂肪酸和多不饱和脂肪酸;根据碳链长短可分为短链脂肪酸、中链脂肪酸、长链脂肪酸;根据是否可以自身合成又分为必需脂肪酸及非必需脂肪酸。

2. 人体必需脂肪酸

人体不能自身合成的脂肪酸为必需脂肪酸,如亚油酸和 α - 亚麻酸,其中亚油酸是 n - 6 系列脂肪酸,其衍生物是某些前列腺素的前体,只要能供给足够量的亚油酸,人体就能合成所需要的其他 n - 6 类脂肪酸,例如花生四烯酸;而 α - 亚麻酸(n - 3)也属必需脂肪酸,其可衍生为二十碳五烯酸(EPA)和二十二碳六烯酸(DHA)。必需脂肪酸的生理功能包括构成磷脂的组成成分、前列腺素合成的前体、参与胆固醇代谢。缺乏必需脂肪酸可引起生长迟缓、生殖障碍、皮肤受损,甚至可引起肝脏、肾脏、神经、视觉的多种疾病,多发生在婴儿、以脱脂奶或低脂膳食喂养的幼儿、长期全肠外营养的患者,也可出现在患有慢性肠道疾病的患者中。

四、膳食参考摄入量及食物来源

脂肪是人体的重要组成部分,许多酶蛋白都需要和脂类结合才能发挥作用。不同年龄人群脂肪摄入量占总能量比例不同,《中国居民膳食营养素参考摄入量》中建议 4 岁以上人群脂肪供能占总能量的 20%～30% ,0～6 月龄婴儿脂肪供能占 48% ,6～12 月龄婴儿脂肪供能占 40% ,1～4 岁幼儿脂肪供能占 35% ;其中饱和脂肪酸摄入量不高于总脂肪量的 10% 。

脂肪的食物来源主要是各种食用油、坚果及动物性食物。植物油是必需脂肪酸的最好来源;胆固醇只存在于动物性食物,动物的脑及内脏中胆固醇含量最高。在脂肪的来源中,要求植物来源的脂肪不低于 50% 。

第四节　碳水化合物

碳水化合物是由碳、氢和氧 3 种元素组成,由于它所含的氢氧比例为 2:1,与水一样,故称为碳水化合物。碳水化合物是人类膳食能量的主要来源,对人类营养起着重要作用。

一、碳水化合物的分类

碳水化合物根据聚合度可分为糖、寡糖、多糖三类,见表 2-6。

表 2-6　碳水化合物分类

分类(糖分子 DP)	亚组	组成
糖(1~2)	单糖	葡萄糖、果糖、半乳糖
	双糖	乳糖、蔗糖、麦芽糖、海藻糖
	糖醇	山梨醇、甘露醇、木糖醇、麦芽醇
寡糖(3~9)	异麦芽低聚寡糖	麦芽糊精
	其他寡糖	低聚果糖、棉籽糖、水苏糖
多糖(≥10)	淀粉	直链淀粉、支链淀粉、变性淀粉
	非淀粉多糖	糖原、果胶、纤维素、半纤维素、亲水胶质物

二、碳水化合物的生理功能

(一)储存和提供能量

每克葡萄糖在体内氧化可产生 4kcal 的能量,在维持人体健康所需要的能量中 50%~65% 由碳水化合物提供,糖原是肌肉和肝脏碳水化合物的储存形式,肝脏约储存机体内 1/3 的糖原,碳水化合物在体内释放能量较快,供能也快,是神经系统和心肌的主要能源,也是肌肉活动的主要燃料。碳水化合物对维持神经系统和心脏的正常功能、增强耐力、提高工作效率都有重要意义。

(二)构成人体组织细胞的成分

每个细胞都有碳水化合物,并且糖结合物还广泛存在于各组织中。

(三)节约蛋白质的作用

当膳食中碳水化合物供应不足时,机体为了满足自身对葡萄糖的需要,则通过糖原异生作用将蛋白质转化为葡萄糖供给能量,而当摄入足够的碳水化合物时则能预防体内或膳食蛋白质消耗,无须动用蛋白质来供能。

(四)抗生酮作用

脂肪在体内分解代谢,需要葡萄糖的协同作用,当膳食中碳水化合物供应不足时,体内脂肪或食物脂肪被动员并加速分解为脂肪酸来供应能量。在这一代谢过程中,脂肪酸不能彻底氧化而产生过多的酮体,酮体不能及时被氧化而在体内蓄积,以致产生酮血症和酮尿症。

(五)保证肝脏解毒的功能

碳水化合物经糖醛酸途径代谢生成的葡萄糖醛酸,是体内一种重要的结合解毒剂,在肝脏中能与许多有害物质如细菌毒素、酒精、砷等结合,以消除或减轻这些物质的毒性或生物活性,从而起到解毒作用。

(六)增强肠道功能

非淀粉多糖类虽然不能在小肠消化吸收,但能刺激肠道蠕动,增加结肠的发酵,增强肠道的排泄功能。

三、血糖生成指数(GI)

GI 是用来衡量某种食物对血糖浓度影响的一个指标。它是指含 50g 碳水化合物的食物与相当量的葡萄糖在一定时间内(一般为 2 小时)体内血糖反应水平百分比值。GI 高的食物,表示进入胃肠后消化快、吸收完全,葡萄糖迅速进入血液,血糖浓度波动大;反之则表示在胃肠内停留时间长,释放缓慢,血糖浓度波动小。食物 GI 可作为糖尿病患者选择食物的参考依据,也可用于高血压患者和肥胖者的膳食管理、居民营养教育,常见食物的 GI 见附录 2。

四、膳食参考摄入量及食物来源

《中国居民膳食营养素参考摄入量》中推荐碳水化合物供能占总能量的 50%~65%,并且应限制纯能量食物的摄入量,例如精制糖的摄入。为保证大脑及神经组织的能量需要,新生儿要保证不低于 11.5g/(kg·d)的碳水化合物摄入量,1~10 岁儿童保证不低于 120g 碳水化合物摄入量,11~17 岁保证不低于 150g 碳水化合物摄入量,成人保证不低于 120g 碳水化合物的摄入量。

碳水化合物的主要来源是粮谷类和薯类。粮谷类碳水化合物含量为 60%~80%,豆类为 40%~60%,薯类为 15%~29%。单糖和双糖主要来源于蔗糖、各种饮料、甜食、水果等。

第五节 维生素

维生素为维持人体正常代谢及健康所必需的一类低分子有机化合物。它是人体七大营养要素(蛋白质、脂肪、碳水化合物、矿物质、维生素、膳食纤维和水)之一,大多数必须从食物中获得,仅少数可在体内合成或由肠道细菌产生。

维生素既不构成身体组织,也不提供能量,而是调节生理功能的一类物质。维生素按溶解性分为水溶性维生素和脂溶性维生素两类,水溶性维生素摄入过多时,其从尿液中排出,几乎无毒性;脂溶性维生素摄入过多时会在体内堆积而造成中毒。

一、脂溶性维生素

(一)维生素 A

维生素 A 又名视黄醇,在碱性和高温条件下稳定,在烹饪中不易被破坏,主要储存在人体肝脏中,可构成视觉细胞内的感光物质,促进生长发育,强壮骨骼,维护皮肤、头发、牙齿、牙龈的健康,维持生殖功能,以及增强免疫功能。维生素 A 含量较丰富的食物包括鱼肝油、动物肝脏、蛋类和乳制品。吃深绿色叶状蔬菜、黄色和橙色水果(如木瓜和橙子)、黄色蔬菜(如南瓜、胡萝卜)有助于预防维生素 A 缺乏症。建议日摄取量:成年男性 5000IU(1IU = 0.3mg),成年女性 4000IU。

(二)维生素 D

维生素 D 又称为抗佝偻病维生素,主要储存在肝内,以维生素 D_3 和维生素 D_2 两种形式最为常见,维生素 D_3 是皮肤表皮经过紫外线照射而来,所以成人只要经常接触阳光一般不会缺乏维生素 D。其在人体中的作用包括促进小肠黏膜吸收钙、促进肾小管重吸收钙和磷、促进骨钙化,以及调节发育,帮助婴幼儿正常成长,防治佝偻病。维生素 D 存在于鱼肝油、多脂鱼、蛋黄和动物肝脏内,仅食用天然(非强化的)食品很少能提供足够的维生素 D 来预防缺乏症。建议日摄取量:成人 200 ~ 400IU(5 ~ 10μg)。

(三)维生素 E

维生素 E 又称为生育酚,为油状液体,主要的存储场所是脂肪和肝脏,具有抗氧化作用,它可保护细胞免受自由基损伤。维生素 E 主要存在于植物油、坚果、籽类、绿叶蔬菜和小麦胚芽中,肉类、水果中的维生素 E 含量很少。食物中的维生素 E 含量以 RRR－α－生育酚当量(α－TE)表示。维生素 E 具有抗感染、维持正常免疫功能和抑制细胞增殖的作用,并可降低血浆低密度脂蛋白的浓度。维生素 E 在预防和治疗冠状动脉粥样硬化性心脏病、肿瘤,以及延缓衰老方面具有一定的作用。建议日摄取量:成人 10～12mg,更年期女性增加 20mg。

(四)维生素 K

广泛存在于自然界的维生素 K 包括维生素 K_1 和维生素 K_2,属于脂溶性维生素。维生素 K_1 主要存在于深绿色蔬菜和植物油中;维生素 K_2 则主要由大肠杆菌合成。人工合成的维生素 K_3 和维生素 K_4 属于水溶性维生素,可口服及注射。维生素 K 具有凝血作用、参与骨骼代谢等。此外,维生素 K 对减少动脉钙化也具有重要的作用。大剂量的维生素 K 可以降低动脉硬化的危险性。成人肠道可以合成维生素 K,一般不会缺乏,但是新生儿易缺乏维生素 K 引起"新生儿出血症"。建议日摄取量:成人 65～80μg。

二、水溶性维生素

(一)维生素 B_1

维生素 B_1 又名硫胺素、抗脚气病因子、抗神经炎因子,是最早发现的一种维生素。维生素 B_1 在酸性环境中较稳定,加热 120℃仍不分解;在中性和碱性环境中不稳定,易被氧化和受热破坏。其重要生理功能是构成辅酶,促进肠蠕动,改善精神状况,维持神经组织、肌肉、心脏活动的正常。中国成人男性膳食维生素 B_1 的平均需要量为 1.2mg/d,成人女性为 1.0mg/d。维生素 B_1 缺乏时,糖代谢中间产物丙酮酸的氧化脱羧反应发生障碍,血中丙酮酸和乳酸堆积。由于以糖有氧分解供能为主的神经组织供能不足,以及神经细胞膜髓鞘磷脂合成受阻,导致慢性末梢神经炎和其他神经肌肉变性病变,即脚气病。严重者可发生水肿、心衰。维生素 B_1 含量丰富的食物包括葵花籽、花生、瘦猪肉、粗粮等,鱼类、蔬菜、水果维生素 B_1 含量较少。

可通过膳食调查、尿排出量、红细胞转酮醇酶活性等方法评价维生素 B_1 的营养状况。

(二)维生素 B_2

维生素 B_2 又名核黄素,在酸性溶液中稳定,在碱性溶液中加热易被破坏,但其对紫外线敏感,易降解为无活性的产物。维生素 B_2 的主要生理功能是构成辅酶,促进细胞生长,促使皮肤、指甲、毛发的正常生长,在氨基酸、脂肪酸、碳水化合物的代谢中有重要作用。维生素 B_2 缺乏时会出现口角炎、唇炎、眼睑炎、脂溢性皮炎、脂溢性脱发等。天然食物中动物性食物的维生素 B_2 含量较高,尤其是动物内脏类食物,鸡蛋、牛奶中的维生素 B_2 含量也较高。建议日摄取量:成人 $1.2 \sim 1.7\text{mg}$,处于最紧张状态的人可增加摄取量。

维生素 B_2 的营养状况评价常用尿液中维生素 B_2 含量或者尿负荷试验测定。

(三)维生素 B_6

维生素 B_6 在酸性条件下稳定,在碱性条件下易被破坏。其对光较敏感,不耐高温。维生素 B_6 的主要生理功能是参与氨基酸、糖原、脂肪酸代谢,适当地消化、吸收蛋白质和脂肪,防止各种神经、皮肤疾病,缓解呕吐等。维生素 B_6 缺乏时,可增加人体对雌激素、雄激素、皮质激素和维生素 D 作用的敏感性,与乳腺、前列腺和子宫激素相关肿瘤的发生、发展有关。维生素 B_6 缺乏时血红素的合成受阻,可造成低血色素小细胞性贫血(又称维生素 B_6 反应性贫血)和血清铁增高。维生素 B_6 缺乏的患者还可出现脂溢性皮炎,以眼、鼻两侧较为明显,重者可扩展至面颊、耳后等部位。维生素 B_6 广泛存在于动、植物性食物中,其中豆类、肉类、肝脏、鱼类、全麦、坚果、蛋黄等维生素 B_6 含量较高。建议日摄取量:成人 1.6～2.0mg。

(四)烟酸

烟酸(又称为维生素 B_3、维生素 PP、尼克酸、抗糙皮病维生素)性质稳定,在酸、碱、光或热条件下不易被破坏,是维生素中最稳定的一种。其主要生理功能为促进消化系统的健康,减轻胃肠障碍;降低胆固醇及甘油三酯,促进血液循环,使血压下降,保护心血管;组成葡萄糖耐量因子;维持神经系统健康和脑功能正常运作,缓解压力。烟酸缺乏症亦称为糙皮病,主要表现有皮炎、腹泻及痴呆。烟酸在食物中广泛存在,但是玉米中的烟酸为结合型,不能被人体吸收利用,需要用碱处理后才能水解为游离烟酸。建议日摄取量:成人 13～19mg。

(五)叶酸

叶酸(抗贫血因子)又称维生素 B_9,由蝶酸和谷氨酸结合而成,因绿叶中含量十分丰富而得名。其对热、光、酸均不稳定,在烹调中损失率在 50% 以上。叶酸缺乏时,DNA 合成受到抑制,骨髓幼红细胞 DNA 合成减少,细胞分裂速度降低,细胞体积变大,造成巨幼细胞贫血。叶酸缺乏还可引起高同型半胱氨酸血症,增加动脉粥样硬化、血栓生成和高血压的危险性。每日服用 $500\mu g$ 叶酸有益于预防冠心病的发生。此外,妊娠期女性如果叶酸缺乏,可能造成胎儿脊柱裂和神经管缺陷,故妊娠期女性及哺乳期女性应适量补充叶酸,以降低发生新生儿疾病的风险。含叶酸丰富的食物包括动物肝脏、鸡蛋、豆类、酵母、绿叶蔬菜、水果、坚果等。

(六)维生素 B_{12}

维生素 B_{12}(又称为钴胺素)在弱酸条件下稳定,是唯一含金属元素的维生素。维生素 B_{12} 仅由微生物合成,酵母和动物肝脏内含量丰富,不存在于植物中。其主要生理功能为促进红细胞形成及再生,预防贫血;维护神经系统健康;代谢脂肪酸,使脂肪、碳水化合物、蛋白质被身体适当利用。当维生素 B_{12} 缺乏时,核酸合成障碍阻止细胞分裂而产生巨幼细胞贫血,即恶性贫血,故维生素 B_{12} 也称为抗恶性贫血维生素。同型半胱氨酸的堆积可造成高同型半胱氨酸血症,增加动脉硬化、血栓生成和高血压的危险性。维生素 B_{12} 缺乏还可导致神经疾患,其原因是脂肪酸的合成异常,导致髓鞘质变性退化,引发进行性脱髓鞘。建议日摄取量:成人 $2\mu g$。

(七)维生素 C

维生素 C(又称为抗坏血酸)在酸性条件下稳定,在中性、碱性条件下加热易被氧化破坏。维生素 C 的主要生理功能包括:①参与体内多种羟化反应,如肾上腺皮质类固醇合成过程中的羟化作用和体内肉碱合成过程;②参与体内氧化还原反应,维生素 C 能使红细胞中高铁血红蛋白还原为血红蛋白,使其恢复运氧能力,小肠中的维生素 C 可将铁离子还原为亚铁离子,有利于食物中铁的吸收;③维生素 C 具有增强机体免疫力的作用,维生素 C 促进体内抗菌活性、NK 细胞活性,促进淋巴细胞增殖和趋化作用,提高吞噬细胞的吞噬能力,促进免疫球蛋白的合成,从而提高机体免疫力。临床上用于心血管疾病、感染性疾病等的支持性治疗。维生素 C 缺乏病又称坏血病,坏血病表现为毛细血管脆性增强易破裂、牙龈腐烂、牙齿松动、骨折及创伤不易愈合等。维生素 C 缺乏还直接影响胆固醇转化,引起体内胆固醇增多,是动脉硬化的危险因素之一。维生素 C 的主要来源是新鲜的水果、蔬菜。建议日摄取量:成人 60mg。

二、膳食参考摄入量

在《中国居民膳食营养素参考摄入量》中,我们可以清晰地了解到每种维生素的建议摄入量,见表 2-7。

表 2-7 中国居民膳食脂溶性和水溶性维生素参考摄入量

年龄/阶段	维生素A (μgRE/d) RNI 男	女	维生素D (μg/d) RNI	维生素E (mgα-TE/d) AI	维生素K (μg/d) AI	维生素B₁ (mg/d) RNI 男	女	维生素B₂ (mg/d) RNI 男	女	烟酸 (mgNE/d) RNI 男	女	维生素B₆ (mg/d) RNI	叶酸 (μgDFE/d) RNI	维生素B₁₂ (mg/d) RNI	泛酸 (mg/d) AI	生物素 (μg/d) AI	胆碱 (mg/d) AI 男	女	维生素C (mg/d) AI
0岁	300(AI)		10(AI)	3	2	0.1(AI)		0.4(AI)		1(AI)		0.1(AI)	65(AI)	0.3(AI)	1.7	5	120		40(AI)
0.5岁	350(AI)		10(AI)	4	10	0.3(AI)		0.6(AI)		2(AI)		0.3(AI)	100(AI)	0.6(AI)	1.9	10	140		40(AI)
1岁	340	330	10	6	30	0.6		0.7	0.6	6	5	0.6	160	1.0	2.1	17	170		40
4岁	390	380	10	7	40	0.9		0.9	0.8	7	6	0.7	190	1.2	2.5	20	200		50
7岁	430	390	10	9	50	1.0	0.9	1.0	0.9	9	8	0.8	240	1.4	3.1	25	250		60
9岁	560	540	10	11	60	1.1	1.0	1.1	1.0	10	10	1.0	290	1.8	3.8	30	300		75
12岁	780	730	10	13	70	1.4	1.2	1.4	1.2	13	12	1.3	370	2.0	4.9	35	380		95
15岁	810	670	10	14	75	1.6	1.3	1.6	1.2	15	12	1.4	400	2.5	5.0	40	450	380	100
18岁	770	660	10	14	80	1.4	1.2	1.4	1.2	15	12	1.4	400	2.4	5.0	40	450	380	100
50岁	750	660	10	14	80	1.4	1.2	1.4	1.2	15	12	1.6	400	2.4	5.0	40	450	380	100
65岁	730	640	15	14	80	1.4	1.2	1.4	1.2	15	12	1.6	400	2.4	5.0	40	450	380	100
75岁	710	600	15	14	80	1.4	1.2	1.4	1.2	15	12	1.6	400	2.4	5.0	40	450	380	100
妊娠期女性(早)	+0		+0	+0	+0	+0		+0		+0		+0.8	+200	+0.5	+1.0	+10	+80		+0
妊娠期女性(中)	+70		+0	+0	+0	+0.2		+0.1		+0		+0.8	+200	+0.5	+1.0	+10	+80		+15
妊娠期女性(晚)	+70		+0	+0	+0	+0.3		+0.2		+0		+0.8	+200	+0.5	+1.0	+10	+80		+15
哺乳期女性	+600		+0	+3	+5	+0.3		+0.5		+4		+0.3	+150	+0.8	+1.0	+10	+120		+50

第六节　矿物质

人体中维持正常生理功能的元素有 20 多种,除了碳、氢、氧、氮以有机物形式存在,其他元素均称为矿物质,从人体含量上可以分为常量元素和微量元素。矿物质的主要功能是构成人体的主要组分、维持细胞内外渗透压及细胞膜的通透性、维持人体内的酸碱平衡、维持神经和肌肉的正常兴奋性、构成功能物质等。

一、常量元素

常量元素是指人体内含量大于体重 0.01% 的矿物质,包括钙、磷、钠、钾、氯、镁、硫这 7 种元素。

(一)钙

人体中 99% 的钙都集中在骨骼和牙齿上,钙离子与神经传导、心脏正常搏动均有密切关系。钙离子过低会导致手足抽搐;钙离子过高会损害肌肉收缩功能,可能造成心衰等问题。钙离子还可激活凝血酶原,调节激活多种酶。

中国居民膳食钙参考摄入量见表 2-8,钙的吸收率是随着年龄的增长逐渐下降的,婴儿的钙吸收率超过了 50%,儿童约为 40%,成人只有 20%。常见食物的钙含量见表 2-9。

影响钙吸收的膳食因素包括:①钙的摄入量高,吸收量也会增高;②维生素 D、乳糖、适宜的蛋白质及合适的钙磷比均可以促进钙的吸收;③食物中的植酸、草酸和过多的膳食纤维会降低钙的吸收率。

表 2-8 中国居民膳食钙参考摄入量(mg/d)

人群	参考摄入量 (RNI)	可耐受最高 摄入量(UL)	人群	参考摄入量 (RNI)	可耐受最高 摄入量(UL)
0 岁 ~	200	1000	50 岁 ~	1000	2000
0.5 岁 ~	250	1500	65 岁 ~	1000	2000
1 岁 ~	600	1500	80 岁 ~	1000	2000
4 岁 ~	800	200	妊娠期女性(早)	1000	2000
7 岁 ~	1000	2000	妊娠期女性(中)	1 0	2000
11 岁 ~	1200	2000	妊娠期女性(晚)	120	2000
14 岁 ~	1000	200	哺乳期女性	1200	2000
18 岁 ~	800	2000			

表 2-9 常见食物的钙含量(mg/100g 可食部)

食物	含量	食物	含量	食物	含量
虾皮	991	豆腐	164	西兰花	67
全脂奶粉	676	油菜心	156	鸡蛋	56
芝麻	620	扇贝	142	豆浆	10
河虾	325	鲜牛奶	104	米饭	7
河蟹	208	小白菜	90	瘦肉	6
黄豆	191	鲫鱼	79	苹果	4

(二)镁

正常成人体内镁含量为 20~38g,镁的主要吸收部位在空肠末端与回肠,吸收率约为 30%。主要生理功能包括:激活多种酶的活性,维护骨骼生长,维持神经肌肉正常的兴奋性,抑制钾、钙通道,维护肠道功能。国内外相关研究表明,镁的摄入量与高血压呈负相关性,适量补充镁的摄入有助于预防高血压。

中国居民膳食镁参考摄入量见表 2-10,常见食物的镁含量见表 2-11。

表 2 - 10　中国居民膳食镁参考摄入量(mg/d)

人群	参考摄入量(RNI)	人群	参考摄入量(RNI)
0 岁 ~	20	18 岁 ~	330
0.5 岁 ~	65	50 岁 ~	330
1 岁 ~	140	65 岁 ~	320
4 岁 ~	160	80 岁 ~	310
7 岁 ~	220	妊娠期女性	370
11 岁 ~	300	哺乳期女性	330
14 岁 ~	320	—	—

表 2 - 11　常见食物的镁含量(mg/100g 可食部)

食物	含量	食物	含量	食物	含量
南瓜子	376	金针菇	85	黄鱼	29
山核桃	306	毛豆	70	猪肉	16
黑芝麻	290	木耳菜	62	牛奶	11
虾皮	265	稻米	54	鸡蛋	10
黑豆	243	面粉	50	苹果	4

(三)钾

人体内98%的钾存在于细胞内。钾在人体内的生理功能包括:①维持细胞内正常渗透压及细胞内外正常的酸碱平衡;②维持神经肌肉的应激性和正常功能;③维持心肌的正常功能;④维持糖、蛋白质的正常代谢;⑤降低血压。

根据钾在预防高血压等慢性病中的作用,中国居民膳食钾参考摄入量,见表 2 - 12,常见食物的钾含量见表 2 - 13。

表 2 - 12　中国居民膳食钾参考摄入量(mg/d)

人群	参考摄入量(AI)	人群	参考摄入量(AI)
0 岁 ~	350	18 岁 ~	2000
0.5 岁 ~	550	50 岁 ~	2000
1 岁 ~	900	65 岁 ~	2000
4 岁 ~	1200	80 岁 ~	2000
7 岁 ~	1500	妊娠期女性	2000
11 岁 ~	1900	哺乳期女性	2000
14 岁 ~	2200	—	—

表 2 - 13　常见食物的钾含量(mg/100g 可食部)

食物	含量	食物	含量	食物	含量
黄豆	1503	鲜蘑菇	312	菜花	200
绿豆	787	菠菜	311	面粉	190
海带	761	瘦猪肉	305	桃	166
羊肉	403	瘦牛肉	284	鸡蛋	154
土豆	342	带鱼	280	牛奶	109

(四)钠

人体内钠主要存在于细胞外液,占总体钠的 44% ~ 50%,骨骼中钠占总体钠的 40% ~ 47%,细胞内液也有约 10% 的钠。钠的主要生理功能有:①调节体内水分及渗透压;②维持酸碱平衡;③维持血压正常;④增强神经肌肉兴奋性等。

钠的摄入过多会增加高血压、脑卒中、胃肠道肿瘤等的发病率。目前没有钠的推荐摄入量,根据各国膳食资料提出了中国居民膳食钠参考摄入量(见表 2 - 14),常见食物的钠含量见表 2 - 15。

表 2-14 中国居民膳食钠参考摄入量(mg/d)

人群	参考摄入量(AI)	人群	参考摄入量(AI)
0 岁~	170	18 岁~	1500
0.5 岁~	350	50 岁~	1400
1 岁~	700	65 岁~	1400
4 岁~	900	80 岁~	1300
7 岁~	1200	孕妇	1500
11 岁~	1400	乳母	1500
14 岁~	1600	—	—

表 2-15 常见食物的钠含量(mg/100g 可食部)

食物	含量	食物	含量	食物	含量
味精	8160	黄鱼	120.3	油菜	55.8
酱油	5757	牛肉	84.2	牛奶	37.2
海虾	302.2	鸡肉	63.3	韭菜	8.1
河虾	133.8	白萝卜	91.8	粳米	2.4
鸡蛋	131.5	猪肉	59.4	苹果	1.6

(五)磷

成人体内的磷含量为 600~900g,其中 85% 以上存在于骨骼和牙齿中,14% 与蛋白质、脂肪、糖及其他有机物结合,分布在骨骼肌、皮肤、神经组织等软组织中,1% 分布于生物膜和体液中。食物中磷的含量丰富,人体很少会发生营养性磷缺乏。中国居民膳食磷参考摄入量见表 2-16,常见食物的磷含量见表 2-17。

表 2 - 16　中国居民膳食磷参考摄入量（mg/d）

人群	参考摄入量（RNI）	人群	参考摄入量（RNI）
0 岁 ~	100	14 岁 ~	710
0.5 岁 ~	180	18 岁 ~	720
1 岁 ~	300	65 岁 ~	700
4 岁 ~	350	80 岁 ~	670
7 岁 ~	470	妊娠期女性	720
11 岁 ~	640	哺乳期女性	720

表 2 - 17　常见食物的磷含量（mg/100g 可食部）

食物	含量	食物	含量	食物	含量
虾皮	582	黑木耳	292	鸡蛋	122
黄豆	465	香菇（干）	258	豆腐	119
银耳	369	瘦羊肉	196	菠菜	47
花生（炒）	326	瘦猪肉	189	土豆	40
猪肝	310	瘦牛肉	172	大白菜	31

（六）氯

人体的氯主要以氯化钾和氯化钠的形式存在，吸收的主要部位在小肠，氯在人体总量为 82 ~ 100g。氯的主要生理功能有维持细胞外液的容量与渗透压、维持体液酸碱平衡、参与血液二氧化碳的运输等。中国居民膳食氯参考摄入量见表 2 - 18。

膳食中氯绝大部分来源于氯化钠，酱油、食盐、各种酱料等调料，以及腌渍、腌制、烟熏等食品都含有丰富的氯化钠。

表2-18　中国居民膳食氯参考摄入量(mg/d)

人群	参考摄入量(AI)	人群	参考摄入量(AI)
0岁~	260	18岁~	2300
0.5岁~	550	50岁~	2200
1岁~	1100	65岁~	2200
4岁~	1400	80岁~	2000
7岁~	1900	妊娠期女性	2300
11岁~	2200	哺乳期女性	2300
14岁~	2500	—	—

(七)硫

人体中的硫主要以含硫化合物的形式存在,食物中的硫化物不分解就可以被吸收,而蛋白质需水解为含硫氨基酸后才能被吸收。无机硫酸盐主要在回肠以易化扩散的方式被吸收,有机硫基本上按含硫氨基酸吸收机制转运吸收,主要吸收部位在小肠。

硫的生理功能为参与构成各种蛋白质、酶类、肽(谷胱甘肽)、激素(胰岛素、肾上腺皮质激素)等。此外,某些含硫化合物还是结缔组织的基质成分,可起到保护关节的作用。角蛋白含大量胱氨酸,起到保持皮肤、头发、指甲(趾)健康的作用。硫的主要膳食来源是含硫氨基酸,如蛋白质摄入充足,即可满足人体硫的需求。常见食物的硫含量见表2-19。

表2-19　常见食物的硫含量(mg/100g可食部)

食物	含量	食物	含量	食物	含量
黑芝麻	1142	鸡	642	豆腐丝	350
黄豆	902	羊肉(肥瘦)	633	猪肉(肥瘦)	338
紫菜(干)	785	鸭	529	北豆腐	300
牛肉(肥瘦)	749	小米	521	马铃薯	45
猪肉(瘦)	674	绿豆	489	胡萝卜	41

二、微量元素

人体中的必需微量元素包括铁、碘、锌、硒、铜、铬、钼、钴 8 种；可能必需微量元素包括锰、硅、镍、硼、钒；具有潜在毒性但低剂量时可能具有必需功能的微量元素包括氟、铅、镉、汞、砷、铝、锂、锡。中国居民膳食微量元素参考摄入量见表2－20。

(一)铁

人体中的铁分为功能性铁和储存铁，男性储存铁可以达到 $0.5 \sim 1.5g$，而女性仅为 $0.3 \sim 1.0g$。铁是血红蛋白、肌红蛋白、细胞色素 A 及呼吸酶的重要成分。

铁相关营养检测指标有血清铁蛋白、血清铁、红细胞游离原卟啉、血清转铁蛋白受体。铁广泛存在于各种食物中，但吸收率差别较大，一般动物性食物含铁量及吸收率均较高，如动物肝脏、动物全血、动物瘦肉及海产品，但牛奶属于贫铁食物，蛋类铁的吸收率不高。

(二)碘

碘的生理功能是通过甲状腺激素完成的，甲状腺激素可调节和促进代谢，与生长发育关系密切。健康成人甲状腺组织含碘量为 $8 \sim 15mg$。碘缺乏会引起甲状腺肿、克丁病，并且可以引起儿童智力低下；高碘也会引起甲状腺肿的危害。碘主要通过食盐、海产品、蛋、乳类等食物摄取。

(三)锌

成年人体内锌含量约为 $2g$，肝脏、肾脏、肌肉、视网膜、前列腺内锌含量较高。锌对生长发育、免疫功能、物质代谢、生殖功能等有重要作用，海产品、红肉类、动物内脏等食物中锌含量较高。

表2-20 中国居民膳食微量元素参考摄入量

年龄	铁(mg/d) RNI 男	女	碘(μg/d) RNI	锌(mg/d) RNI 男	女	硒(μg/d) RNI	铜(mg/d) RNI	氟(mg/d) AI	铬(μg/d) AI 男	女	锰(mg/d) AI 男	女	钼(μg/d) RNI
0岁~	0.3(AI)		85(AI)	1.5(AI)		15(AI)	0.3(AI)	0.01	0.2		0.01		3(AI)
0.5岁~	10		115(AI)	3.2(AI)		20(AI)	0.3(AI)	0.23	5		0.7		6(AI)
1岁~	10		90	4.0		25	0.3(AI)	0.6	15		2.0	1.5	10
4岁~	10		90	5.5		30	0.4	0.7	15		2.0	2.0	12
7岁~	12		90	7.0		40	0.5	0.9	20		2.4	2.5	15
9岁~	16		90	7.0		45	0.6	1.1	25		3.5	3.0	20
12岁~	16	18	110	8.5	7.5	60	0.7	1.4	33	30	4.5	4.0	25
15岁~	16	18	120	11.5	8.0	60	0.8	1.5	35	30	5.0	4.0	25
18岁~	12	18	120	12.0	8.5	60	0.8	1.5	35	20	4.5	4.0	25
30岁~	12	18	120	12.0	8.5	60	0.8	1.5	35	30	4.5	4.0	25
50岁~	12	10[c] / 18[b]	120	12.0	8.5	60	0.8	1.5	30	25	4.5	4.0	25
65岁~	12	10	120	12.0	8.5	60	0.8	1.5	30	25	4.5	4.0	25
75岁~	12	10	120	12.0	8.5	60	0.7	1.5	30	25	4.5	4.0	25
妊娠期女性(早)	+0		+110	+2.0		+5	+0.1	+0	+0		+0		+0
妊娠期女性(中)	+7		+110	+2.0		+5	+0.1	+0	+3		+0		+0
妊娠期女性(晚)	+11		+110	+2.0		+5	+0.1	+0	+5		+0		+0
哺乳期女性	+6		+120	+4.5		+18	+0.7	+0	+5		+0.0		+5

（四）硒

硒元素广泛分布在人体各个组织和器官中,肾脏中硒的浓度最高,脂肪中最低。人体的硒大多数与蛋白质结合为含硒蛋白,几乎所有免疫细胞中都含有硒,可以维持正常免疫功能、调节甲状腺激素、抗肿瘤、抗氧化等。硒缺乏会引起克山病,硒过量会引起急性中毒。海产品及动物性食物是硒元素的主要食物来源。

（五）铜

铜参与多种酶的构成,主要的生理功能就是催化作用,也可以调节脂类和糖类的代谢,对维持正常的血糖和胆固醇有一定作用。含铜的酶包括:组胺氧化酶、细胞色素 C 氧化酶、超氧化物歧化酶、亚铁氧化酶Ⅱ等;铜结合蛋白有白蛋白、凝血因子Ⅴ、转铜蛋白等。铜广泛存在于各种食物中,海产品和坚果中铜含量最高。

（六）铬

铬又称为"葡萄糖耐量因子",可以增强胰岛素作用,三价铬通过形成葡萄糖耐量因子的方式来协同胰岛素发挥作用,同时也可以改善葡萄糖清除率。此外,铬还可以促进蛋白质合成和生长发育,对于生长发育不良的儿童,适当补铬后可以提高其生长发育速度。铬的主要食物来源是动物性食物与豆类。

（七）钼

钼是以钼金属酶的形式发挥其生理功能,近年有研究发现它还与脂肪的合成有一定关系,成人体内钼含量约为 9mg,肝脏、肾脏中钼的含量较高。动物肝脏中钼含量较为丰富。

（八）锰

成人体内的锰含量为 $200 \sim 400\mu mol$，锰在体内是以金属酶的形式发挥生理作用，氧化还原酶、水解酶、脱羧酶、裂解酶等多种酶都是由锰激活的。谷类、坚果、绿叶蔬菜中锰含量较为丰富。

第七节 膳食纤维

一、膳食纤维

膳食纤维是碳水化合物中的一类非淀粉多糖，分为可溶性和不可溶性两类。可溶性膳食纤维包括果胶、抗性淀粉、抗性糊精、葡聚糖、菊粉、真菌多糖等，不可溶性膳食纤维包括纤维素、木质素、植物蜡等。

（一）膳食纤维的功能

1. 促进肠道健康

一些可发酵的膳食纤维如抗性低聚糖、抗性淀粉、抗性糊精等，可刺激有益肠道菌群生长，维持肠道免疫功能。

2. 稳定血糖

膳食纤维具有良好的黏性和吸附性，可延缓和减少葡萄糖的吸收和利用，辅助稳定血糖。

3. 辅助减重

膳食纤维可增加饱腹感，通过吸附脂肪酸、胆固醇、胆汁酸，影响营养物质的消化吸收，减少能量摄入。

4.辅助降血脂

膳食纤维还可以降低胆固醇吸收,通过增加胆酸的合成,使胆固醇排出增加,从而调节血脂。

5.影响矿物质吸收

可溶性膳食纤维对钙、镁、铁吸收有促进作用;不溶性膳食纤维与植酸等结合,会影响矿物质的吸收。

(二)适宜摄入量

我国成人膳食纤维的建议摄入量为 25 ~ 30g/d。大麦、小麦、燕麦等粗粮,黄豆、青豆等豆类,春笋、菜花等蔬菜,苹果、梨等水果,以及坚果等都含有丰富的膳食纤维。

第八节　水

水是构成人体的重要成分之一,新生儿的总体水分可达到体重的80%,成年男子的总体水分占体重的60%,女子的总体水分占体重的50%~55%。成人每日饮水量为 1500 ~ 1700mL。饮水不足会降低机体的认知能力,增加肾脏及泌尿系统感染的风险,以及增加结石的发生风险。

根据 2021 年的《中国居民膳食指南科学研究报告》,2016 年,27 个城市的成人饮水量调查结果显示,18 ~ 55 岁成人平均每日饮水量为 1387mL;男性平均每日饮水量(1442mL)大于女性(1332mL)。与 2009 年相比,饮水量有所减少。

2017 年,18 ~ 23 岁大学生饮水量的调查结果显示,大学生平均每日饮水量为 1135mL;男生平均每日饮水量为 1214mL,女生平均每日饮水量为 958mL,男生显著高于女生,但均不足。

我国居民膳食指南建议成人每日饮水量为 1500 ~ 1700mL,当感到口渴时,身体已经处于缺水状态。应少量多次、主动喝水,每次饮用200mL左右,成人建议饮用白开水或茶水。

第九节　膳食营养素摄入量参考值

人体每天都需要从各种食物中获取营养物质来维持生存与健康。如果因各种原因,某种营养素长期摄入不足或过多就可能发生相应的营养缺乏或过剩。为指导居民合理地摄入各营养素,中国营养学会在2000年10月首次出版了《中国居民膳食营养素参考摄入量》。膳食营养素参考摄入量(DRI)是在推荐膳食营养素供给量(RDA)的基础上发展起来的一组每日平均膳食营养素摄入量的参考值,包括4项内容:平均需要量(EAR)、推荐摄入量(RNI)、适宜摄入量(AI)和可耐受最高摄入量(UL)。DRIs建议摄入的各种营养素量,可作为膳食是否达标的质量标准,作为群体或个体进行食谱设计的依据,也可作为食品加工与研发的标准。

一、平均需要量(EAR)

EAR是根据营养素的个体需要量制订的,要注意的是,这个需要量是根据某些指标判断的,只能满足某一特定性别、年龄及生理状况群体中50%个体需要量的摄入水平,也意味着这一摄入水平不能满足该群体中另外50%个体对该营养素的需要,但EAR是制订RDA的基础。

二、推荐摄入量(RNI)

RNI是可以满足某一特定性别、年龄及生理状况群体中97%~98%个体需要量的摄入水平。长期按照RNI水平摄入各类营养素,可以满足身体的需要,保持健康并维持组织中有适当的储备。

RNI 在实际应用中可以作为个体每日摄入该营养素的目标值。RNI 是在 EAR 的基础上制订的,RNI 是在 EAR 的基础上加两个标准差($RNI = EAR + 2SD$),如果关于需要量的相关资料不够充分,无法计算 SD 时,也可将 EAR 的变异系数设定为 10%,那么 RNI 即为 $1.2 \times EAR$。

三、适宜摄入量(AI)

对于一些特殊群体,如婴幼儿、妊娠期女性,我们无法通过试验获得相关研究资料,在个体需要量的研究资料不足的情况下,无法计算 EAR,也就意味无法得出 RNI 时,则可用适宜摄入量(AI)来代替 RNI。

AI 是通过观察或实验获得的健康人群某种营养素的摄入量。例如,纯母乳喂养的足月产健康婴儿从出生到 6 月龄时,他们的营养素全部来自母乳。母乳中供给的营养素量就是他们的 AI 值,AI 的主要用途是作为个体营养素摄入量的目标。

AI 与 RNI 的相同之处是它们可以作为营养素摄入目标,但是 AI 的准确性不如 RNI。

四、可耐受最高摄入量(UL)

UL 是某营养素平均每日最高摄入量。这个量以内对绝大多数人都是健康无害的。UL 的值是全天摄入该营养素的总量,包括食物、饮水、营养补充剂提供的总量,但不包括因疾病而开具的药物。

第十节 营养素与心血管疾病

一、脂类

脂肪的质与量对血脂水平有明显影响,饮食中的脂肪总量是影响血胆固醇浓度的主要因素,脂肪摄入占总能量摄入的40%以上的地区,居民动脉粥样硬化发病率明显升高。日本居民平均摄入脂肪量占总能量的10%,故日本的动脉粥样硬化症者较为少见。因此,日常饮食中减少脂肪摄入是预防冠心病的有效措施。

人体每天必须从食物中获得必需脂肪酸。亚油酸可降低血清胆固醇浓度和抑制血凝,防止动脉粥样硬化形成;鱼类含有较丰富的多不饱和脂肪酸,因此食用鱼类较多的日本人和食用橄榄油较多的地中海沿岸居民冠心病发病率并不高。丹麦人脂肪摄入量为140g/d,而英美人为120g/d,但丹麦人的冠心病发病率与死亡率均低于英美人,因丹麦人饮食中动物脂肪较少,而英美人饮食中每天动物脂肪摄入量可达100g,这提示脂肪的质比量对冠心病发病影响更大。

饱和脂肪酸对血胆固醇的影响取决于碳链的长度;短于12碳的中链脂肪酸对血胆固醇影响较小,但硬脂酸和中链脂肪酸能使血甘油三酯升高。

二、碳水化合物

碳水化合物也可引起高脂血症,故将高脂血症分为脂肪性高脂血症和碳水化合物性高脂血症。在欧美国家中,脂肪性高脂血症更常见;调查发现蔗糖消耗量与冠心病发病率和死亡率的关系比脂肪消耗量更重要。肝能利用游离脂肪酸和碳水化合物合成极低密度脂蛋白(VLDL),故碳水化合物摄入过多,同样可使血甘油三酯增高。碳水化合物过多可致肥胖,而肥胖是高脂血症易发因素。碳水化合物摄入量和摄入种类与冠心病发病率有关;若以淀粉为主,肝和血清甘油三酯含量都比给予果糖或葡萄糖时为低,饱和脂肪酸比例增加,则多不饱和脂肪酸减少;给予蔗糖亦有类似现象。果糖对甘油三酯影响比蔗糖大,说明果糖更易合成脂肪,其次为葡萄糖,淀粉更次之。

三、蛋白质

供给动物蛋白越多,动脉粥样硬化形成所需要的时间越短,且病变越严重。动物蛋白升高血胆固醇的作用比植物蛋白明显得多。植物蛋白,尤其是大豆蛋白,有降低血胆固醇和预防动脉粥样硬化的作用;用大豆蛋白替代动物蛋白,可使血胆固醇下降约19%。动物性食物含较高胆固醇及饱和脂肪酸;大豆蛋白既含有丰富的氨基酸,还有较高的植物固醇,有利于胆酸排出,减少胆固醇合成。大豆卵磷脂对胆固醇转运有帮助作用,因此供给大豆蛋白不会导致冠心病发病率增高。

四、维生素

(一)维生素C

其可降低血胆固醇,因胆固醇代谢过程中,均需要维生素C参与,如缺乏维生素C则胆固醇会在血中堆积,从而引起动脉粥样硬化。维生素C可增加血管韧性,增强血管弹性,减少血管脆性,可预防出血。生物黄酮类有类似维生素C的功能,能保护维生素C和防止其降解的功能。

(二)维生素E

其对心脏及血管的作用机制较复杂,最重要的生理功能是抗氧化作用。防止多不饱和脂肪酸和磷脂的氧化,有助于维持细胞膜的完整性,提高氧利用率,使机体对缺氧耐受力增高,增强心肌对应激的适应能力。维生素 E 还能抗凝血、增强免疫力、改善末梢循环,防止动脉粥样硬化。

(三)维生素 B$_1$

维生素 B$_1$ 缺乏可使心肌代谢障碍,严重可导致心衰。维生素 B$_1$ 供给要充足,能量越多,碳水化合物和蛋白质比例越高,则维生素 B$_1$ 需要量也越大。

(四)烟酸

其为强解脂药物,大剂量烟酸对于治疗高脂蛋白血症有一定疗效。烟酸可参与碳水化合物、脂肪和蛋白质的合成与分解,可降低胆固醇水平,保护心血管。大剂量应用烟酸有不良反应,故国内应用较少。

(五)维生素 B$_6$

其与亚油酸同时应用,能降低血脂;因维生素 B$_6$ 能促进亚油酸转变成花生四烯酸,花生四烯酸可使胆固醇氧化为胆酸。

五、矿物质

钙、镁、铜、铁、铬、钾、碘、氟对心血管疾病有抑制作用,矿物质缺乏时可使心功能和心肌代谢异常。补充铬可提高高密度脂蛋白(HDL)浓度,降低血清胆固醇的含量。锌过多或铜过低会使血清胆固醇含量增加;锌铜比值高时,血清胆固醇也增高;流行病学调查发现冠心病发病率高的国家锌铜比值也高。铅、镉对心血管疾病的发病有促进作用。

第三章　临床营养诊疗流程

　　临床营养诊疗是确定临床患者的营养需求并提供特殊的治疗来满足这些需求而进行的一系列有组织的医疗行为。营养诊疗流程是为临床营养诊疗顺利实施而采用的标准化工作流程,旨在提高患者个性化服务的标准化和质量,同时提高对患者临床结局的可预测性。标准化营养诊疗流程包括营养风险筛查、营养评估与诊断、营养治疗、营养监测与评价。

第一节　营养风险筛查

　　营养风险可以理解为人体因各种原因而出现潜在营养问题的可能性,并因营养有关因素对患者临床结局(如感染相关并发症等)发生不利影响的风险。营养风险筛查是借助具有循证基础的量表化筛查工具判断患者是否具有营养风险,以判定患者是否具有营养诊疗适应证(见彩插图1)。它是规范实施临床营养诊疗流程的第一步,可以帮助临床主诊医生及时了解患者是否存在营养风险,有助于营养医生及时开展营养诊疗,针对高风险患者进一步进行营养评估、明确营养诊断和制订个性化营养治疗方案。

一、筛查流程

(一)筛查责任人

　　患者入院后,应由接受培训并取得资质的临床医生进行营养风险筛查,在询问患者病史、明确疾病诊断的同时获取患者年龄、体重变化、膳食摄入量等信息,并做出判断和评分。

(二)筛查时间及频率

要求患者入院 24 小时内完成营养风险筛查,首次筛查无风险的患者,应每 7 天复筛 1 次。如病情发生变化时,如手术、伤口感染、乳糜胸、饮食情况突然变化等需立刻重新进行筛查,直至患者出院;若存在营养风险患者,则通知营养科进行营养评估、营养诊断及后续营养干预。

(三)筛查流程与工具

1. 流程图

营养诊疗院科两级医嘱执行流程见图 3 - 1。

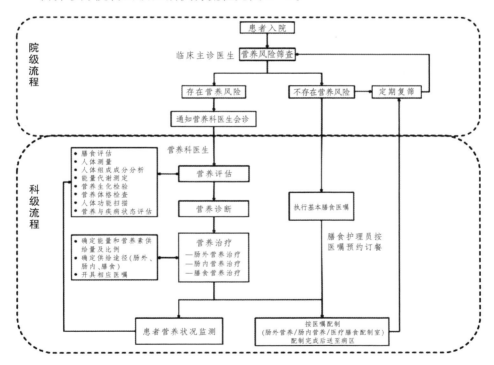

图 3 - 1　营养诊疗院科两级医嘱执行流程。

(源自国卫医质控便函〔2021〕16 号)

2.筛查工具

筛查工具包括成人营养风险筛查表和儿童营养风险筛查表(表3-1和表3-2)。

二、营养风险筛查表

对于18~90岁、住院过夜、入院次日8时前未进行急诊手术、神志清楚、愿意接受筛查的成年住院患者,均可应用营养风险筛查表。筛查表包含三部分内容:①营养状况受损评分(0~3分);②疾病严重程度评分(0~3分);③年龄评分(0~1分)。评价标准见表3-1。

表3-1　成人营养风险筛查表

姓名_____　性别_____　年龄_____　床号_____　病案号_____

评分项		分值	评估结果		
			1次	2次	3次
营养状况	正常营养状况	0			
	3个月内体重丢失>5%; 或前1周的食物摄入为正常食物需求的50%~75%	1			
	2个月内体重丢失>5%; 或者体重指数在18.5~20.5kg/m² 并全身情况受损;或前1周的食物摄入为正常食物需求的25%~50%	2			
	1个月内体重丢失>5%(3个月内>15%);或体重指数<18.5并全身情况受损;或前1周的食物摄入为正常食物需求的0%~25%	3			
疾病严重程度[a]	正常营养需求	0			
	需要量轻度提高:髋骨折,慢性疾病有急性并发症、肝硬化、慢性阻塞性肺疾病、长期血液透析、糖尿病、恶性肿瘤	1			
	需要量中度增加:腹部大手术、脑卒中、重度肺炎、血液系统恶性肿瘤	2			
	需要量明显增加:头部损伤、骨髓移植、重症APACHE>10	3			

(待续)

表 3-1(续)

评分项		分值	评估结果		
			1 次	2 次	3 次
年龄	<70 岁	0			
	≥70 岁	1			
得分					
筛查日期					
筛查医生签字					

源自国卫医质控便函〔2021〕16 号

注:分数≥3 分:说明患者存在营养风险,需要营养治疗,请通知营养科;

分数<3 分:患者需要每周重新测量,如果患者安排有重大手术,需考虑预防性的营养治疗以避免联合风险状况。

ª 疾病严重程度的定义

1 分:慢性疾病患者因出现并发症而住院治疗。患者虚弱但无须卧床。蛋白质需要量略有增加,可以通过口服来补充。

2 分:患者需要卧床,如腹部大手术后。蛋白质需要量相应增加,但大多数人仍可以通过人工营养得到恢复。

3 分:患者在重症病房中依靠机械通气支持,蛋白质需要量增加而且不能被人工营养支持所弥补,但是通过人工营养可以使蛋白质分解和氮丢失明显减少。

三、儿童营养风险筛查

年龄为 2~17 岁的住院儿童可使用儿童营养不良筛查表进行儿童营养风险筛查。

筛查表包含三部分内容:①临床诊断和营养相关风险(0~3 分);②住院期间膳食摄入调查(0~3 分);③身高体重的测量和评价(0~3 分)。评价标准见表 3-2。生长情况的评分,根据 0~18 岁儿童身高、体重百分位表评价,见附录 6。

表3-2 儿童营养风险筛查表

姓名_____ 性别_____ 年龄_____ 床号_____ 病案号_____

评分项		分值	评估结果		
			1次	2次	3次
疾病风险	正常营养需求	0			
	小手术、饮食行为问题、心脏病、糖尿病、神经肌肉疾病、精神疾病、脑瘫、胃食管反流、唇/腭裂、呼吸道合胞病毒感染、乳糜泻、单一食物过敏/不耐受	2			
	大手术、吞咽困难、肠衰竭/顽固性腹泻、肾脏疾病/肾衰竭、克罗恩病、囊性纤维化、烧伤/严重创伤、肝脏疾病、积极治疗中的肿瘤、先天性代谢异常、多种食物过敏/不耐受	3			
营养摄入	饮食较前无变化,营养摄入良好	0			
	饮食较前进食减少一半及以上	2			
	无营养摄入	3			
生长情况	相似的百分位数/栏	0			
	>2个百分位数/栏	1			
	>3个百分位数/栏(或体重<第2个百分位数/栏)	3			
得分					
筛查日期					
筛查医生签字					

源自国卫医质控便函〔2021〕16号

注:分数≥4分:高风险,需进行营养诊疗,请通知营养科医生会诊;

分数2~3分:中等风险,需连续3天监测营养摄入状况,3天后再进行筛查;

分数0~1分:低风险,可继续常规临床治疗,每周重新测量。

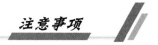

什么是营养不良?

广义上讲,营养不足和营养过剩都属于营养不良。人体必需的七大营养素摄入不足或消耗增加,则容易引起营养不足。若这些营养素摄入过多,尤其是脂肪在体内堆积,会导致营养过剩。

营养不足根据营养素种类可分为:

(1)干瘦型和单纯饥饿型。长期热量摄入不足,患者以消瘦为主要临床表现,该型多见于婴幼儿,又称婴幼儿萎缩症,多发生于食物匮乏时期和地区。

(2)营养不良低蛋白血症型。由于长期蛋白质摄入严重不足,或消耗过多,患者以水肿为主要临床表现,该型常见于 5 岁以下的幼儿或临床疾病患者。

(3)蛋白质能量缺乏性营养不良。蛋白质和热量均摄入不足,该型主要见于晚期肿瘤或消化系统疾病后期的患者。

第二节 营养评估与诊断

一、营养评估

营养评估是营养诊断与营养治疗的循证依据,包括一般情况、饮食情况、身体测量指标、生化检测、人体成分分析、间接能量代谢测定、营养与疾病状态评估等内容,综合评估后明确营养诊断并进行相应营养治疗(见彩插图 2 和图 3)。全面准确的营养状况评估,并据此适时调整患者治疗方案,可以提高临床治疗效果,改善患者临床结局。

(一)评估时间与频率

营养医师应在确定患者存在营养风险后 24 小时内对其进行营养评估。可在进行营养治疗后定期和出院前再次评估,以观测营养状况改善情况,调整营养治疗方案。

（二）评估流程与方法

1. 评估流程

见营养诊疗院科两级医嘱执行流程（见图 3－1）

2. 评估方法

对成人住院患者可应用营养状况评估报告（表 3－3）。对儿童住院患者应

表 3－3　营养状况评估报告

姓名_____　年龄_____　性别_____　床号_____　病案号_____
1. 疾病状况（现病史、既往史、用药史、临床诊断等）
＿＿＿＿＿＿＿＿＿＿＿＿＿＿＿＿＿＿＿＿＿＿＿＿＿＿＿＿＿＿＿＿＿＿＿＿＿＿
2. 人体测量
身高_____（cm）实际体重_____（kg）理想体重_____（kg）BMI_____（kg/m²）
近 3 个月体重无显老变化 □　　　　近 3 个月体重丢失 >5% □
近 2 个月体重丢失 >5% □　　　　　近 1 个月体重丢失 >5% □
握力_____（kg）　皮褶厚度_____（mm）　腰围_____（cm）
臀围_____（cm）　上臂围_____（cm）　小腿围_____（cm）
其他测量指标_____
3. 膳食状况　　　　平素膳食餐次_____次/日
近 1 周食物摄入量　无变化 100% □　50%~75% □　25%~50% □　0%~25% □
近 1 周食物摄入种类（　/日）
粮谷类_____（g）　肉　类_____（g）　豆制品类_____（g）　蛋　类_____（g）
奶　类_____（g）　水果类_____（g）　蔬　菜　类_____（g）　油脂类_____（g）
近 1 周能量－营养素摄入量分析（　/日）
总能量_____（kcal）　总氮量_____氮/能量比值　1:_____
蛋白质热比____（g）___%　脂肪热比____（g）___%　碳水化合物热比____（g）___%
4. 营养生化检查：_____
5. 营养代谢检测（能量代谢检测、人体组成成分分析等）：_____
6. 营养相关诊断：_____
医师签字：　　　　　　　　　　　　　　　　　　　　年　　月　　日

源自津卫医政〔2021〕483 号

结合家庭因素,参照世界卫生组织 Z 评分或者中国儿童生长发育百分位数表等进行营养状况综合评估。

其中膳食评估包括评估住院患者食物摄入量、种类、餐次、能量及营养素摄入量和比例。调查方法较多,有称重法、查账法、询问法等,多采用询问法,询问时可借助食物模型和图谱对患者进行引导,采集其近 1 周的摄食种类并估计重量,同时了解患者的膳食习惯、膳食史、饮食禁忌和是否有偏食情况等。

二、人体测量

常用的人体测量包括身高、体重、围度、皮褶厚度、人体成分等几个方面(见彩插图 4、图 5 和图 6)。

(一)身高测量

3 岁以下儿童测量身高时,应该使用卧式量床测量;3 岁以上且可站立的儿童可使用身高测量仪,读数读取至小数点后 1 位。儿童身高标准参考 0 ~ 18 岁儿童青少年身高、体重百分位数值表(见附录 6)。临床危重症等不能站立的患者可以测量膝高进行估算,膝高指患者屈膝 90°,测量从足跟底至膝部大腿表面的距离。

测量膝高估算身高的公式如下:

男性身高(cm) =62.59 – [0.01 × 年龄(岁)] ÷ [2.09 × 膝高(cm)]

女性身高(cm) =69.28 – [0.02 × 年龄(岁)] ÷ [1.50 × 膝高(cm)]

(二)体重测量

1. 测量方法

成人测量体重应清晨空腹,排空大小便,穿单衣裤立于体重计上,读数以千克(kg)为单位,小数点后保留一位。称量婴儿体重时宜采用卧位;1 ~ 3 岁儿童使用坐式体重测量;3 岁以上儿童取站立位测量,两手自然下垂,不晃动并且不触碰其他物品,读数以千克(kg)为单位,保留到小数点后一位。

2.评价标准

BMI 是评价营养状况的良好指标,成人评价标准见表 3 – 4,儿童判定标准参考 0 ~ 18 岁儿童青少年身高、体重百分位数值表(见附录 6)。

$$BMI = 体重(kg)/身高(m)^2$$

表 3 – 4　成人 BMI 判定标准(WHO/中国人群)

BMI 值(kg/m²)	等级
<16.0	重度蛋白质 – 能量营养不良
16.0 ~ 16.9	中度蛋白质 – 能量营养不良
17.0 ~ 18.4	轻度蛋白质 – 能量营养不良
18.5 ~ 23.9	正常
24.0 ~ 27.9	超重
≥28.0	肥胖

(三)围度测量

1.头围

3 岁以下儿童应该定期测量头围,用来评价其生长发育及营养状况。测量方法:测量者位于被测者的前方或右方,用拇指将测量软尺的零点固定在头部右侧齐眉弓上缘处,软尺从头部右侧经过枕骨粗隆最高处回到零点,读到0.1cm。测量时需注意软尺应紧贴皮肤,软尺高度左右对称。新生儿出生时头围的平均值为 34cm,1 岁时平均值为 46cm,2 岁可达到 48cm,5 岁时约 50cm,15岁时接近成人头围,为 54 ~ 58cm,小儿囟门关闭时间为 1 ~ 1.5 岁。

2.上臂围

上臂围可反映肌蛋白贮存和消耗程度,以及能量摄入情况。测量时左臂自然下垂,用软尺先测出上臂中点位置,然后测量上臂中点周长。1 ~ 5 岁儿童上臂围平均值为 13.5cm,男性上臂围为 20 ~ 35cm,女性上臂围为 15 ~ 20cm。测量值 >标准值 90% 为营养正常,80% ~ 90% 为轻度营养不良,60% ~ 80% 为中度营养不良，<60%严重营养不良。

3.胸围

胸围是胸廓的最大围度，可以表示胸廓大小和肌肉发育状况，是评价人体宽度和厚度具有代表性的指标。测量者将卷尺上缘经被测者背部肩胛下角下缘向胸前围绕一周。男性及未发育女性，卷尺下缘在胸前沿乳头上缘；已发育女性，卷尺在乳头上方与第4肋骨平齐。卷尺围绕胸部的松紧度应适宜，以对皮肤不产生明显压迫为度。应在受试者呼气末读取数值，精确到0.1cm。

4.腰围

腰围是评估患者腹部脂肪是否过多的最简单实用的指标。被测者自然站立，平视前方，保持自然呼吸状态。肋下缘最底部和髂前上棘最高点连线中点，测量者将卷尺水平围绕被测者腰一周，卷尺围绕腰的水平面与身体垂直，并记录读数，精确到0.1cm。男性腰围正常值应<85cm，女性应<80cm。

5.臀围

臀围为臀部向后最突出部位的水平围度。被测者自然站立，臀部放松，平视前方。测量者将卷尺置于臀部向后最突出部位，以水平围绕被测者臀一周，卷尺围绕臀部的水平面与身体垂直，并记录读数，精确到0.1cm。腰臀的理想比值是：男性为0.85~0.90，女性为0.75~0.80。

6.小腿围

测量小腿围是一种评估四肢骨骼肌的简单方法。测量时，被测者两腿分开站立与肩同宽。测量者用卷尺沿被测者小腿最粗壮处以水平围绕其一周，测量出小腿围，精确到0.1cm。另外，卧床者可以取仰卧位，屈膝，双足平放床上，用卷尺在小腿最粗处测量。男性小腿围<34cm，女性小腿围<33cm时筛查为阳性。

（四）皮褶厚度测量

皮褶厚度是衡量个体营养状况和肥胖程度的较好指标，主要表示皮下脂肪厚度,可间接评价人体营养状况。

WHO 推荐选用肩胛下角、肱三头肌和脐旁三个测量点,将三者相加后,瘦、中等和肥胖的临界值为:男性 <10mm 为皮下脂肪不足,10～40mm 为中等,>40mm 为皮下脂肪过量;女性 <20mm 为皮下脂肪不足,20～50mm 为中等,>50mm 为皮下脂肪过量。

(五)人体成分测量

人体成分测量可广泛应用于人群流行病学研究及临床疾病动态检测中,其主要是利用生物电阻抗原理,测量简便、无创、精确度高、重复性好。

人体成分分析仪根据身体导电部分和绝缘部分阻抗不同的原理,再结合身高、体重、性别、年龄等补偿系数,可以得出身体水分总量、细胞内液、细胞外液、脂肪百分比、体脂含量、瘦体组织、体质指数、肥胖率、标准体重等数据。

进行人体成分的测量,对于监测各种慢性病营养指标的变化有着积极的意义,定期监测肥胖、2 型糖尿病、肿瘤、肾脏透析等人群的体内各种成分变化,根据测定值的变化为其治疗方案及膳食、运动计划的制订提供科学依据。例如,身体总水分分析、细胞内液和细胞外液比例等指标可用于发现肾病、高血压、心脏病、全身或局部水肿、营养不良患者有无存在水分不均衡现象;蛋白质总量则可以反映其营养状态、机体的发育水平和健康程度;骨总量是骨骼的重量与其体重做比较,可测出是否存在骨质疏松;脂肪总量(表3-5)则可用于诊断肥胖及相关疾病。

通过人体成分的测定也可了解儿童肌肉发育情况、四肢匀称的程度,上肢欠发达反映缺乏运动,下肢虚弱反映肌肉萎缩,整体均衡则为正常人群特征。人体成分参数指标之间的关系参见注意事项。

表3-5 成人身体脂肪百分比(％)

	偏瘦	正常	超重	肥胖	严重肥胖
男性	<15	15～20	20～25	25～30	≥30
女性	<20	20～30	30～35	35～40	≥40

在测量时需要注意以下几点,以保证准确性与安全性。

(1)受试者应空腹或进食 2 小时后,排空大小便,再进行测量。

(2)测试前避免剧烈运动。

(3)着装轻便,不佩戴沉重、金属材质的饰品及电子产品。

(4)皮肤干燥者测试前可湿润皮肤与电极接触点。

(5)妊娠女性、带有心脏起搏器的人群不宜测量。

(6)儿童测量者的体重需高于 20kg。

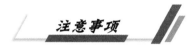

人体成分参数指标之间的关系

人体成分测量指标包括:细胞内液、细胞外液、蛋白质、无机盐和人体脂肪、肌肉等,它们的关系如下:

$$身体水分含量 = 细胞内液 + 细胞外液$$

$$肌肉量 = 水分含量 + 蛋白质$$

$$去脂体重 = 肌肉量 + 无机盐$$

$$体重 = 去脂体重 + 体脂肪$$

三、营养诊断

营养医师经过综合营养状况评估后,根据评估结果做出营养诊断(表 3 - 6),明确营养相关问题和需求,营养诊断需填写进住院病案首页中。血浆蛋白与营养状况的关系参见注意事项。

表 3 - 6　常见的营养相关疾病诊断条目和疾病分类代码

序号	ICD 编码	诊断条目	序号	ICD 编码	诊断条目
1	R63. 801	营养风险	25	E53. 853	泛酸缺乏
2	E40. X00	夸希奥科病(恶性营养不良病)	26	E53. 901	复合维生素 B 缺乏症

(待续)

表 3－6（续）

序号	ICD 编码	诊断条目	序号	ICD 编码	诊断条目
3	E41. X00	营养性消瘦	27	E54. X01	坏血病
4	E41. X01	重度营养不良伴消瘦	28	E54. X02	维生素 C 缺乏（抗坏血酸缺乏）
5	E42. X00X001	消瘦性恶性营养不良病	29	E54. X51	婴儿坏血病（巴洛病、奇德尔病）
6	E46. x00	蛋白质－能量营养不良	30	E55.001	佝偻病
7	E43. X00	重度蛋白质－能量营养不良	31	E55.051	婴儿的骨软化
8	E43. X00X001	严重营养不良	32	E55.052	幼年的骨软化
9	E43. X00X002	营养性水肿	33	E55.901	维生素 D 缺乏
10	E44.000	中度蛋白质－能量营养不良	34	E55.902	维生素 D 缺乏性手足抽搐症
11	E44.000X001	中度营养不良	35	E58. X51	饮食性钙缺乏
12	E44.100	轻度蛋白质－能量营养不良	36	E59. X01	克山病（地方性心脏病）
13	E44.100X002	轻度营养不良	37	E59. X51	饮食性硒缺乏
14	E45. X00	继发于蛋白质－能量营养不良的发育迟缓	38	E60. X01	锌缺乏 NOS
15	E45. X00X001	营养不良性发育缓慢	39	E60. X51	饮食性锌缺乏
16	E45. X00X003	营养不良性身材矮小	40	E61.051	铜缺乏
17	E46. X00X003	营养不良	41	E61.151	铁缺乏
17	E50.901	维生素 A 缺乏	42	E61.251	镁缺乏
18	E51.201	韦尼克脑病（急性出血性脑灰质炎）	43	E61.351	锰缺乏
19	E51.901	维生素 B_1 缺乏（硫胺素缺乏）	44	E61.451	铬缺乏
20	E53.001	维生素 B_2 缺乏症（核黄素缺乏症）	45	E61.700	多种营养元素缺乏
21	E53.101	维生素 B_6 缺乏	46	E61.700X001	多个营养元素缺乏
22	E53.801	维生素 B_{12} 缺乏	47	E63.200X002	营养过度
23	E53.802	叶酸缺乏	48	E64.051	蛋白质－能量营养不良后遗症
24	E53.852	生物素缺乏	49	E68. X15	营养过度后遗症

源自津卫医政〔2021〕483 号

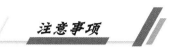

血浆蛋白与营养状况的关系

血浆蛋白	临床意义	功能	半衰期	降低原因	升高原因
白蛋白 （g/L）	35～50：正常 28～34：轻度不足 21～27：中度不足 <21：严重不足	维持渗透压和转运物质	14～20天	感染、肾病综合征、营养不良、术后水肿、水潴留	脱水
转铁蛋白 （g/L）	2.0～4.0：正常 1.5～2.0：轻度不足 1.0～1.5：中度不足 <1.0：严重不足	与血浆铁结合并转运至需铁组织	8～10天	慢性感染、肾病综合征、急性分解代谢、肝损害、营养不良	妊娠、肝炎、脱水、慢性失血、铁缺乏
前白蛋白 （g/L）	0.20～0.40：正常 0.16～0.20：轻度不足 0.10～0.15：中度不足 <0.10：严重不足	转运甲状腺素和维生素A	2～3天	急性分解代谢状态、术后、感染、透析、肝病	慢性肝衰竭
视黄醇结合蛋白（g/L）	0.027～0.076：正常	转运维生素A	12小时	维生素A缺乏、急性分解代谢、术后、肝病	肾衰竭、妊娠

第三节　营养治疗规范

我国近年不断加强营养科建设，将临床营养作为多学科诊疗模式的重要组成部分，建立规范化临床营养治疗途径。

一、营养治疗流程

当患者入院接受营养风险筛查及评估后，若存在营养问题，做出营养诊断，后续将给予个体化营养治疗。

营养治疗方案的制订首先需确定营养供给途径。若患者能够经口进食,则给予治疗膳食,若进食不能满足其能量和营养素的需求,可增加口服营养制剂补充。若患者具备胃肠功能但不能耐受正常饮食时,可采用管饲的方式供给肠内营养,通过鼻胃管、鼻肠管或经胃、空肠造瘘置管进行管饲营养制剂或食物匀浆膳以满足其自身代谢营养需要。对于无法经胃肠道摄取营养或摄取营养物质不能达到目标的患者,可应用完全或部分肠外营养治疗,以替代或补充肠内营养的不足。

营养治疗的原则是根据患者的不同情况,选择不同的营养支持方式。当胃肠道可用时,应首选经肠内营养。当胃肠道不可用时,可经全肠外营养支持或部分支持。从静脉途径过渡到经肠及经口,最终目标是实现经口饮食的正常生理摄食方式。若同时应用多种营养支持方式,应综合考虑几种方式的能量总和及营养素的适宜比例。

无论采用一种或多种营养治疗方式,均应进行常规营养监测。通过对营养指标变化的观测进行营养治疗效果评价,从而指导调整营养处方。当营养指标均达到治疗目标时,营养治疗结束。

二、营养处方

营养治疗遵循动态营养方案,主要分两个步骤:①确定能量和营养素供给量和比例;②确定供给途径,包括膳食治疗、肠内营养治疗和肠外营养治疗。

(一)膳食治疗

膳食是患者摄取营养的主要途径,也是营养治疗的重要手段之一。医院膳食是根据人体的基本营养需要和各种疾病的医疗需要而制订的,分为基本膳食、限制营养素膳食、儿科膳食和试验代谢膳食等。患者获取的食物应遵循临床医生下达的膳食医嘱,对于某些需限制某种营养素的治疗膳食,营养医师应开具膳食营养处方(表3-7和表3-8)。

表3-7　膳食营养医嘱单首页

姓名_____ 性别_____ 年龄_____ 病区_____ 床号_____ 病案号_____			
职业		体温　　℃	
身高　　cm	标准体重　　kg	实体重　　kg	BMI
临床诊断*			
药品及食物	剂量	药品及食物	剂量
粮食(g)		食盐(g)	
牛奶/豆浆(mL)		10%氯化钾溶液(mL)	
鸡蛋(g)		维生素C(mg)	
肉类(g)		钙(mg)	
豆及豆制品(g)		谷氨酰胺(g)	
蔬菜(g)		精氨酸(g)	
水果(g)		纤维素(g)	
植物油(g)			
蛋白质热比　　g　　%;碳水化合物热比　　g　　%;脂肪热比　　g　　%			
总能量　　kcal/d;总氮量　　g/d;热氮比　　　:1			
总液量　　mL/d;输注次数　　次/日;输注温度　　℃			
钠　　g	钾　　g	钙　　g	维生素C　　g
营养医师签字：　　年　　月　　日			

源自津卫医政〔2021〕483号

* 临床诊断包括入院诊断、手术操作相关诊断、营养诊断。

表3-8　膳食营养医嘱单(第　　页)

姓名_____ 性别_____ 年龄_____ 病区_____ 床号_____ 病案号_____

药品及食物/日期							
粮食(g)							
鸡蛋(g)							
牛奶/豆浆(mL)							

（待续）

表 3－8(续)

药品及食物/日期							
肉类(g)							
豆及豆制品(g)							
蔬菜(g)							
水果(g)							
植物油(g)							
食盐(g)							
10% 氯化钾(mL)							
维生素 C(mg)							
钙(mg)							
谷氨酰胺/精氨酸(g)							
纤维素(g)							
总液体量(mL)							
蛋白质(g/%)							
脂肪(g/%)							
碳水化合物(g/%)							
总能量(kcal)/总氮量(g)							
热氮比(：1)							
钾(g)							
钠(g)							
钙(g)							
维生素 C(g)							

营养医师签字： 年 月 日

源自津卫医政〔2021〕483 号

(二)肠内营养治疗

当患者不能经口进食或摄食量不足以满足需要时,若胃肠道功能尚可,应首先考虑给予肠内营养支持。常用制剂有要素膳、非要素膳、组件膳和特殊配方膳等四类。根据患者不同状态采用合适的制剂,若条件允许,推荐使用由天然食物制成的食物匀浆膳,其所含营养成分与正常饮食相近,渗透压不高,对胃肠刺激小,可耐受性强,若能量密度不够可通过添加营养制剂补充。肠内营养处方中应写明各种食物及营养制剂用量,以及输注途径、频率和温度,每日观测患者胃肠道耐受情况和生化指标变化,并调整处方(表3-9和表3-10)。

表3-9 肠内营养(EN)医嘱单首页

姓名_____ 性别_____ 年龄_____ 病区_____ 床号_____ 病案号_____

职业			体温 ℃	输注途径
身高 cm	标准体重 kg		实体重 kg	BMI
临床诊断*				
药品及食物	剂量	药品及食物		剂量
粮食(g)		食盐(g)		
牛奶/豆浆(mL)		10%氯化钾溶(mL)		
鸡蛋(g)		维生素C(mg)		
肉类(g)		钙(mg)		
豆及豆制品(g)		谷氨酰胺(g)		
蔬菜(g)		精氨酸(g)		
水果(g)		纤维素(g)		
植物油(g)		营养制剂(g)		
蛋白质热比 g %;碳水化合物热比 g %;脂肪热比 g %				
总能量 kcal/d;总氮量 g/d;热氮比 :1				
总液量 mL/d;输注次数 次/日;输注温度 ℃				
钠 g	钾 g	钙 g		维生素C g
营养医师签字: 年 月 日				

源自津卫医政〔2021〕483号

* 临床诊断包括入院诊断、手术操作相关诊断、营养诊断。

表 3－10　肠内营养(EN)医嘱单(第　　页)

姓名＿＿＿＿ 性别＿＿＿＿ 年龄＿＿＿＿ 病区＿＿＿＿ 床号＿＿＿＿ 病案号＿＿＿＿

药品及食物/日期							
粮食(g)							
鸡蛋(g)							
牛奶/豆浆(mL)							
肉类(g)							
豆及豆制品(g)							
蔬菜(g)							
水果(g)							
植物油(g)							
食盐(g)							
10%氯化钾(mL)							
维生素C(mg)							
钙(mg)							
谷氨酰胺/精氨酸(g)							
纤维素(g)							
营养制剂1(g)							
营养制剂2(g)							
总液体量(mL)							
蛋白质(g/%)							
脂肪(g/%)							
碳水化合物(g/%)							
总能量(kcal)/总氮量(g)							
热氮比(:1)							
钾(g)							
钠(g)							
钙(g)							
维生素C(g)							

营养医师签字:　　　　　年　　月　　日

源自津卫医政〔2021〕483号

（三）肠外营养治疗

对于失去胃肠道功能或肠内营养长期无法达到能量目标的患者,可采用完全或部分肠外营养支持。肠外营养没有统一的配方,营养医师应根据患者的年龄、性别、体重或体表面积及病情需要进行计算和配比,处方内容应包含全部人体所需的营养物质,如氨基酸、脂肪、糖类、多种维生素和微量元素、电解质和水等,并注明输注途径和滴速。应用肠外营养的患者,需每日查房,观测病情和生化指标变化,并据此进行处方调整(表 3 - 11 和表 3 - 12)。

表 3 - 11　肠外营养(PN)医嘱单首页

姓名_____ 性别_____ 年龄_____ 病区_____ 床号_____ 病案号_____

职业		体温　　　℃	输注途径
身高　　cm	标准体重　　kg	实体重　　kg	BMI
临床诊断*			
药品	剂量	药品	剂量
氨基酸(mL)		10% 氯化钾(mL)	
氨基酸(mL)		10% 葡萄糖酸钙(mL)	
精氨酸(g)		25% 硫酸镁(mL)	
丙氨酰谷氨酰胺(mL)		甘油磷酸钠(mL)	
% 脂肪乳剂(mL)		微量元素(mL)	
50% 葡萄糖(mL)		水溶性维生素(支)	
10% 葡萄糖(mL)		脂溶性维生素(mL)	
5% 葡萄糖(mL)		胰岛素(单位)	
0.9% 生理盐水(mL)		维生素 C(mg)	
10% 氯化钠(mL)			
蛋白质热比　　g　　%;碳水化合物热比　　g　　%;脂肪热比　　g　　%			
总能量　kcal/d;总氮量　　g/d;热氮比　　:1			
总液量　　mL/d;滴速　　mL/min;BEE　　kcal/d;系数			
		营养医师签字:　　　年　　月　　日	

源自津卫医政〔2021〕483 号

* 临床诊断包括入院诊断、手术操作相关诊断、营养诊断。

表3-12 肠外营养(PN)医嘱单(第　　页)

姓名_____ 性别_____ 年龄_____ 病区_____ 床号_____ 病案号_____

药品/日期							
氨基酸(mL)							
氨基酸(mL)							
精氨酸(g)							
丙氨酰谷氨酰胺(mL)							
%脂肪乳剂(mL)							
50%葡萄糖(mL)							
10%葡萄糖(mL)							
5%葡萄糖(mL)							
0.9%生理盐水(mL)							
10%氯化钠(mL)							
10%氯化钾(mL)							
10%葡萄糖酸钙(mL)							
25%硫酸镁(mL)							
甘油磷酸钠(mL)							
微量元素(mL)							
水溶性维生素(支)							
脂溶性维生素(mL)							
胰岛素(单位)							
维生素C(mg)							
总液量/滴速(mL/min)							
总能量/总氮量(kcal/g)							
热氮比(　:1)							
蛋白质(g/%)							
脂肪(g/%)							
碳水化合物(g/%)							

营养医师签字:　　　　　　年　　月　　日

源自津卫医政〔2021〕483号

第四节 营养监测与评价

在启动营养治疗后,为了解营养干预的效果和对临床结局的影响,需要对患者进行营养监测与评价(表3-13),这个步骤贯穿整个营养治疗过程,通过对各种营养指标的监测可准确把握患者病情变化和营养代谢状态,在不同治疗阶段反复进行营养效果评价,以便指导调整营养处方达到精准诊疗效果。当患者出院或营养状况完全恢复时,营养治疗结束,营养医师应书写营养治疗小结并给出后续营养建议(表3-14)。

表3-13 营养状况监测报告

姓名_____ 性别_____ 年龄_____ 病区_____ 床号_____ 病案号_____

项目/日期								
身高(cm)								
体重(kg)								
BMI(kg/m^2)								
握力(kg)								
三头肌皮褶厚度(mm)								
腰围(cm)								
臀围(cm)								
腰臀比前白蛋白(mg/dL)								
转铁蛋白(mg/dL)								
纤维连接蛋白(mg/L)								
视黄醇结合蛋白(mg/L)								
维生素 A(μg/L)								
维生素 D(ng/dL)								
维生素 E(mg/L)								

(待续)

表 3－13(续)

项目/日期							
维生素 C(mg/dL)							
锌(ng/mL)							
铜(ng/mL)							
铁(ng/mL)							
铬(ng/mL)							
锰(ng/mL)							
硒(ng/mL)							
24 小时尿氮(g)							
24 小时尿肌酐(mg)							
营养医师签字： 年 月 日							

源自津卫医政〔2021〕483 号

表 3－14 营养治疗小结

姓名_____ 性别_____ 年龄_____ 病区_____ 床号_____ 病案号_____

营养治疗开始时间： 营养治疗结束时间：
营养治疗方式及途径：
肠外营养(□中心静脉 □PICC □输液港 □外周静脉)
肠内营养 (□鼻胃管□胃造瘘□PEG □鼻空肠管 □鼻十二指肠管□PEJ□空肠造瘘 □ONS)
膳食治疗(□称重膳食□普通膳食□软食□半流质□流质)
营养治疗经过及转归：
营养诊断：
治疗结束后营养医嘱及注意事项：
住院营养医师签字： 主治营养医师签字： 年 月 日

源自津卫医政〔2021〕483 号

第四章　相关营养治疗方法

第一节　医院膳食治疗

膳食是获取营养的主要途径,医院膳食在质地、制备方法及食物的选择和调配上,要能适应患者的不同需要和耐受能力。根据人体基本营养需要和各种疾病治疗需要而制订的医院膳食,可分为基本膳食、限制营养素膳食、儿科膳食、试验代谢膳食等(见彩插图7至图10)。

膳食结构与心血管疾病发生有着密切联系,根据疾病的变化,给予合理的膳食结构,对疾病的康复有着重要的意义。

一、膳食治疗原则

(一)三大产能营养素比例

蛋白质、脂肪和碳水化合物是三大产能营养素。其中碳水化合物是能量的主要来源,三大产能营养素在体内虽然都有着特殊的生理功能,但是它们之间又有着一定关联,一般我国成人碳水化合物供能占总能量的55%~65%,蛋白质占10%~15%,脂肪占20%~30%,年龄越小脂肪和蛋白质的比例越高。

(二)蛋白质来源比例

蛋白质来源分为动物性来源和植物性来源,利用蛋白质互补原理,提高蛋白质吸收率与利用率,在配餐中应该有意识地将动物性食物与植物性食物混合搭配使用,并保证一定大豆蛋白的摄入量,且优质蛋白摄入量应在 1/3 以上。

（三）不同脂肪酸的比例

脂肪酸包括饱和脂肪酸、单不饱和脂肪酸及多不饱和脂肪酸,不同食物含有的脂肪酸不同。饱和脂肪酸会升高血胆固醇,不饱和脂肪酸更有益于心血管健康,特别是二十碳五烯酸（EPA）和二十二碳六烯酸（DHA）具有多种生理功能,因此应该增加多不饱和脂肪酸比例。饱和脂肪酸提供的能量不超过总能量的 7% ,单不饱和脂肪酸提供的能量不超过总能量的 10% 。海产品中多不饱和脂肪酸含量高,应该每周保证鱼类等海产品的摄入。

二、膳食治疗内容

（一）基本膳食

1. 普食

与健康人膳食相似,主要适用于膳食不限制、体温正常或接近正常、消化吸收功能无障碍及恢复期的患者。

每日 3 餐,属于平衡膳食,热能充足,各种营养素种类齐全,数量充足,比例恰当,避免油炸、煎炸、强烈刺激性食物。

（1）能量及营养素供给

能量:1800 ~2500kcal/d（根据患者身高、体重和活动量增减）。

蛋白质:占总能量的 12% ~ 15% ,为 55 ~80g/d,优质蛋白摄入量在 1/3 以上。

脂肪:占总能量的 20%~30% ,为 60 ~75g/d。

糖类:占总能量的 55%~65% ,为 250 ~350g/d。

维生素、矿物质、微量元素、膳食纤维、水分适宜。

（2）食物宜忌

宜用食物：各种食物均可食用，包括粮谷类和薯类、各种蔬菜、鱼虾类、禽肉类、乳类、豆类及豆制品。

忌用食物：刺激性食物及有强烈辛辣刺激的调味品，如辣椒、芥末、胡椒、咖喱等；不易消化的食物、过分坚硬的食物及易产气的食物，如油炸食物、动物油脂、干豆类等。

（3）配餐注意事项

食谱的制订和制作要照顾民族风俗、地域习惯的特殊性；了解患者的饮食过敏史（如鱼、虾、花生等）；食材应选择最常用的，新资源食物的应用要慎重。

（4）食谱举例（均为生重）

早餐：馒头（面粉 100g，水：面为 1∶2），煮鸡蛋（鸡蛋 50g），牛奶（200mL），炝拌圆白菜（圆白菜 70g）。

午餐：米饭（粳米 150g，水：米为 1∶1），清炒肉丝（瘦猪肉 80g），清炒油菜（油菜 200g）。

晚餐：馒头（面粉 150g，水：面为 1∶2），虾仁黄瓜（虾仁 50g、黄瓜 100g），素烧茄子（茄子 150g）。

全天烹饪用油 25g，食盐 5g。

该食谱全天能量为 2066kcal，碳水化合物为 320.4g（62.0%），蛋白质为 78g（15.1%），脂肪 52.5g（22.9%）。

2. 软食

轻度发热、消化不良、咀嚼不便的拔牙患者；老年人及 3～4 岁幼儿；痢疾、急性肠炎等恢复期的患者；肛门、结肠及直肠术后患者。

每日 4 餐，属于平衡膳食，食物要细软、清淡，易于消化吸收，含粗纤维少，无强烈刺激性。

（1）能量及营养素供给

能量：1800～2200kcal/d。

蛋白质：占总能量的 12%～15%，约 75g/d，优质蛋白摄入量在 1/3 以上。

脂肪:占总能量的 20%~30%,约 60g/d。

糖类:占总能量的 55%~65%,约 300g/d。

维生素、矿物质、微量元素、水分适宜。

膳食纤维以可溶性为主,多存在于水果、蔬菜中。

(2)食物宜忌

宜用食物:①主食选择包括软米饭、馒头、面条、粥类等;②副食选择包括鱼类或嫩肉丝、畜肉丸、肉末、蒸蛋羹,牛奶、酸奶,豆腐、豆腐脑,果汁、去皮煮水果、香蕉,纤维少的嫩叶蔬菜等。

忌用食物:硬米饭、烙饼;干豆类、坚果;大块、粗纤维多的蔬菜;过老或含筋肉类;油炸食品;刺激性调味品。

(3)食谱举例(均为生重)

早餐:发糕(面粉 50g,水:面为 1:2),茶叶蛋(鸡蛋 50g),豆浆(200mL),清炒西葫(西葫 100g)

午餐:软米饭(粳米 150g,水:米为 1.2:1),红烧丸子(猪肉 80g),炒丝瓜(丝瓜 200g)。

晚餐:花卷(面粉 130g,水:面为 1:2),滑熘鱼片(鱼片 70g),白汁冬瓜(冬瓜 200g)。

烹调用油 25g,食盐 5g。

该食谱全天能量为 1913kcal,碳水化合物为 288.5g(60.3%),蛋白质为 61.0g(12.7%),脂肪为 57.0g(27.0%)。

3. 半流质饮食(见彩插图 11)

高热、身体虚弱、口腔疾病、耳鼻咽喉手术后的患者,咀嚼和吞咽困难的患者,存在消化道疾病(如腹泻、消化不良)的患者,以及 3 岁以下小儿。

每日 5~6 餐,属于平衡膳食,食物稀、软、烂,易于消化吸收,含粗纤维少,无强烈刺激性。

(1)能量及营养素供给

能量:1500~1600kcal/d。

蛋白质:占总能量的 12%~15% ,为 50 ~60g/d,优质蛋白摄入量为 1/3 以上。

脂肪:占总能量的 20%~30% ,为 40 ~50g/d。

糖类:占总能量的 55%~65% ,为 150 ~250g/d。

维生素、矿物质、微量元素、水分适宜。

膳食纤维以可溶性为主,多存在于水果、蔬菜中。

（2）食物宜忌

宜用食物:①主食选择包括大米粥、小米粥、面条、面片、馄饨、小包子、蛋糕、藕粉等;②副食选择包括蒸蛋羹、蛋花汤,牛奶,酸奶,嫩豆腐、豆腐脑,果汁、果泥、西瓜、香蕉,菜泥、菜汁、少量碎嫩菜叶,虾仁、软烧鱼、鸡丝或肉泥、碎肝片、嫩肉丝、畜肉末等。

不宜选择:硬米饭、烙饼;干豆类、坚果;大块、粗纤维多的蔬菜;过老或含筋肉类;油炸食品;刺激性调味品。

（3）食谱举例（均为生重）

早餐:番茄鸡蛋龙须面（鸡蛋 50g、番茄 100g、挂面 80g）。

加餐:芝麻糊（100mL）。

午餐:鸡茸蛋花菜叶咸饭（鸡蛋 25g、碎菜 50g、粳米 90g）,肉末白菜（猪肉碎 40g、大白菜 200g）。

加餐:藕粉（30g）。

晚餐:馄饨（瘦猪肉 50g、面粉 80g）。

加餐:酸奶（100mL）。

该食谱全天能量为 1618kcal,碳水化合物为 243.8g(60.3%),蛋白质为 55.8g(13.8%),脂肪为 46.6g(25.9%)。

4.流质饮食

急性重症、极度衰弱、无力咀嚼食物的患者;高热患者;口腔、面部、颈部手术及外科大手术后患者;消化道急性炎症患者;食管狭窄患者。

每日 6 ~7 餐,属于不平衡膳食,系极易消化、含渣少、呈流体状态的膳食。所供给的热能、蛋白质及其他营养素均不足,故不宜长期单独使用,单独使用一般不超过 3 天。常用流质膳食可分为普通流质、清流质、不胀气流质、浓流质及冷流质。

（1）流质分类

普通流质（简称"流质"）如可食米汤、藕粉、蛋花汤、嫩蛋羹，牛奶、酸奶，豆浆、豆腐脑、菜汁、果汁，各种肉汤等。

清流质：限制较严，不含渣、不产气的流质，只提供液体及少量能量和电解质，不用牛奶、豆浆、浓糖水，可食米汤、蛋花汤、细腻菜汁、果汁、去油肉汤、稀藕粉等。适用于胃肠道手术、肝胆胰术后由静脉营养过渡到肠内或膳食营养时。

不胀气流质：忌用蔗糖、牛奶、豆浆等产气食品，其余同流质。适用于腹部术后患者。

浓流质：可用面糊、蛋糊、较厚的藕粉等提高能量供给。

冷流质：适用于喉部术后。

（2）能量及营养素供给

能量：普通流质为 600 ~ 800kcal/d（清流质为 200 ~ 400kcal/d）。

蛋白质：占总能量的 10%，为 20 ~ 40g/d，优质蛋白摄入量在 1/3 以上。

脂肪：占总能量的 20%~30%，为 20 ~ 30g/d。

糖类：占总能量的 55%~65%，为 120 ~ 130g/d。

维生素、矿物质、微量元素、水分适宜。

低膳食纤维，以可溶性为主，多来源于蔬菜、水果。

（3）食谱举例（均为生重）

早餐：鸡蛋羹（鸡蛋 50g），大米汁（粳米 20g）。

加餐：藕粉（藕粉 30g）。

午餐：山药米糊（粳米 50g、山药 10g）。

加餐：藕粉（藕粉 30g）。

晚餐：蛋花汤（鸡蛋 50g）。

加餐：牛奶（200mL）。

烹调用油 5g，食盐 2g。

该食谱全天能量为780kcal,碳水化合物为122.4g(62%),蛋白质为24.5g(13%),脂肪为21.5g(25%)。

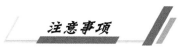

膳食使用注意事项

普食、软食、半流质饮食属于平衡膳食,可长期单独使用。流质饮食(不论哪一种)均属于不平衡膳食,不能长期单独使用,如预计使用3天以上,应通过肠内或肠外补充宏量和微量营养素,以免因某些营养素缺乏导致病程延长,影响疗效。

(二)限制营养素膳食

针对有糖尿病、肾病等疾病的患者,调整营养素比例,达到辅助治疗的作用。

1.糖尿病膳食

糖尿病患者,经饮食控制和调节后,可减少用药,促使病情稳定,减轻或预防并发症发生。糖尿病饮食治疗既要有利于疾病恢复,又要能维持正常生理及活动需要,对于儿童、青少年和妊娠期女性、哺乳期女性等,还要考虑到生长发育及胎儿生长的需要,以减轻胰岛的负担,促进糖尿病的康复。

(1)饮食治疗原则

合理限制总能量和脂肪,增加碳水化合物和蛋白质比例,尤其是优质蛋白质。

总热能:热能供给根据病情、血糖、年龄、性别、身高、体重、劳动强度等确定;总热能确定以维持或略低于理想体重为宜;理想体重的计算方法为:

男性标准体重(kg)=[身高(cm)-100]×0.9

女性标准体重(kg)=[身高(cm)-100]×0.9-2.5

糖尿病患者的热能供给按理想体重计算供给量,每日能量供给量见表4-1。

表 4 − 1　成人糖尿病患者每日能量供给量（kcal/kg）

劳动活动强度	体重过低	正常体重	超重/肥胖
重体力活动	45 ~ 50	40	35
中体力活动	40	30 ~ 35	30
轻体力活动	35	25 ~ 30	20 ~ 25
卧床	25 ~ 30	20 ~ 25	15 ~ 20

注:BMI = 体重(kg)/身高^2(m^2),BMI 的判定标准为,BMI≤18.5 为体重过低,18.5 ~ 24 为正常,≥24 ~ 28 为超重,≥28 为肥胖。

　　三大产能营养素比例:通常碳水化合物占热能的 50% ~ 60%;脂肪不超过 30%,超重或肥胖者,总脂肪不超过 25%;胆固醇每天不超过 300mg,高胆固醇血症患者不超过 200mg;蛋白质占总能量的 10% ~ 15%,其中优质蛋白质摄入量大于 1/3。妊娠期女性、哺乳期女性营养不良及存在感染时,如肝、肾功能良好,可按每天 1.5 ~ 2.0g/kg 体重供给。儿童糖尿病患者,则按每天 2.0 ~ 3.0g/kg,如合并肾功能不全,则应控制每天总蛋白摄入量。

　　烹调以清淡为主:控制脂肪和胆固醇的摄入,避免肥腻食物,如肥肉及油炸食品;钠盐摄入量控制在 5g 以内,合并高血压或者肾病的患者控制在 3g 以内,适当增加钾、镁、钙、铬、锌及各种维生素的摄入量。烹调不加糖,不用糖醋烹调法,葱、姜等调料不加限制,但要少用淀粉。

　　膳食纤维的摄入量:根据每日能量的摄入量,推荐膳食纤维摄入量为 14g/1000kcal,膳食纤维有降低血糖和改善糖耐量的作用。

　　合理安排餐次:尽可能少食多餐,定时定量。防止一次进食量过多,加重胰岛负担;以及防止一次进食量过少,发生低血糖或酮症酸中毒。早、中、晚三餐比例一般为 20% ~ 30% 、30% ~ 35% 、30% ~ 35%。

　　食材选择:选用 GI 及血糖负荷(GL)低的食物,常见食物 GI 及 GL 见附录 2。含碳水化合物较多的土豆、山药、芋头、藕、胡萝卜、鲜豌豆、粉条等应少食用,当此类食物进食较多时,则需减少主食量,减少量参考食物等值交换表,见附录 4。禁食葡萄糖、蔗糖、麦芽糖、蜂蜜、点心等纯糖类食品。

（2）糖尿病食品交换法

食品交换法是将食物按所含的主要营养素分成六大类,每类食品之间可以互相交换,其优点是可以做到食品多样化,同类食品可以任意选择,避免单调并易于达到平衡和了解总热量。食物交换份表见附录4及附录5。

（3）食谱举例（均为生重）

早餐:花卷(称重),煮鸡蛋(鸡蛋50g),牛奶(200mL),拌木耳(水发木耳50g)。

午餐:米饭(称重),清蒸鳕鱼(称重),素炒小白菜(小白菜250g)。

晚餐:馒头(称重),黑椒牛柳(称重),虾皮冬瓜(冬瓜250g、虾皮5g)。

全天食盐5g,各项指标正常且无并发症患者的主食、肉、蛋、奶及烹饪用油根据能量进行称重,见表4-2,同时监测血糖变化,根据个体化情况及时调整各种食物入量。

表4-2　糖尿病主食及肉类称重表

能量档 (kcal/d)	主食 (生重g)			肉类及豆制品 (生重g)		烹饪用油(g)	蛋白质 (g)	脂肪 (g)	碳水化合物(g)
	早餐	午餐	晚餐	午餐	晚餐				
1050	37.5	70	62.5	34	34	10	44.3	29.2	152.5
1150	37.5	72.5	75	45	45	12	49.9	32.6	164.4
1250	50	75	75	53	53	14	55.2	35.9	176.2
1350	50	82.5	87.5	60	60	15	59.6	38.2	191.9
1450	62.5	90	87.5	64	64	17	63.4	40.8	207.2
1550	62.5	97.5	100	69	69	20	65.6	44.1	222.4
1650	75	105	100	73	73	22	69.4	46.8	237.7
1750	75	112.5	112.5	78	78	24	73	49.4	253
1850	87.5	120	112.5	88	88	26	76.4	52.2	268.4
1950	87.5	127.5	125	93	93	28	80.2	54.9	283.7
2050	100	135	125	98	98	30	83.4	57.6	299.1
2150	100	142.5	137.5	105	105	30	89.1	59.2	314.9

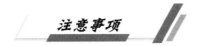

注意事项

血糖生成指数与血糖负荷

食物血糖生成指数(GI)是指含 50g 碳水化合物的食物与相当量的葡萄糖在一定时间(一般为 2 小时)体内血糖反应水平的百分比值,反映食物与葡萄糖相比升高血糖的速度和能力。通常把葡萄糖的 GI 定为 100。

GI 是衡量食物引起餐后血糖反应的一项有效指标。食物 GI > 70 为高 GI 食物,55 ~ 70 为中 GI 食物, < 55 为低 GI 食物。食物的 GI 受多种因素影响,包括合理搭配、食物加工、烹调方法及膳食中所含的蛋白质、脂肪和膳食纤维等。有些食物虽然 GI 较低,但并不代表可以过多摄入。例如,果糖虽然属于低 GI 食物(GI = 23),但如果摄入过多,可能会引起腹泻和血甘油三酯升高。西瓜的 GI 虽较高(GI = 72),但碳水化合物含量较低,在摄入少量西瓜的情况下,对血糖水平的影响并不大。所以应综合考虑食物的 GI 与摄入量,即考虑血糖负荷(GL)。

GL 是用食物的 GI 值乘以每百克或每食用份中所含可利用碳水化合物的量。一般认为 GL < 10 为低 GL 食物,10 ~ 20 为中 GL 食物,GL > 20 为高 GL 食物。食物的 GI 值是相对固定的,但 GL 值随着食用量的变化而变化。GI 和 GL 的联合应用,有助于膳食血糖管理,对指导糖尿病患者和肥胖人群的饮食具有重要的意义。

2.低蛋白膳食

(1)适用范围

适用于急性肾炎,急、慢性肾功能不全,肝性脑病或昏迷前期。

(2)膳食原则

控制膳食中的蛋白质含量,每日供给蛋白质量为 0.6 ~ 0.8g/kg,减少含氮代谢产物,减轻肾负担。低蛋白饮食同时是优质蛋白饮食,虽然蛋白质含量低于正常膳食,但优质蛋白含量应达到 60% 以上,提高蛋白质吸收利用率,避免负氨平衡。不同肾病蛋白质建议摄入量见表4－3,常见的以食物蛋白质为基础的交换份见附录5。肝性脑病患者在血氨升高明显时给予完全无动物蛋白饮食,血氨轻度或中度增高时给予每天0.5g/kg体重的蛋白质,病情好转后,每天增加5～10g,且尽量选择大豆蛋白,减少氨的产生。能量供应必须充足,以节约蛋白质并减少人体组织分解。

表4－3　不同肾病蛋白质建议摄入量

病种		蛋白质建议摄入量[g/(kg·d)]
急性肾损伤	少尿期	<0.6
	多尿期	轻度分解代谢为0.6～0.8;中度分解代谢为0.8～1.2;重度分解代谢为1.2～1.5
	恢复期	0.8～1.0
慢性肾衰竭	1～2期	0.8
	3期	0.6
肾病综合征	肾小球滤过率重度下降	0.4
	血液透析或腹膜透析	1.2～1.5
	无肾功能损伤	0.8～1.0
慢性肾小球肾炎	症状轻、无肾功能损伤	1
	尿蛋白多、白蛋白低、无肾功能损伤	0.8＋24小时尿蛋白丢失量
	肾功能减退	0.6＋24小时尿蛋白丢失量

（3）食物宜忌

宜用食物:蔬菜类、水果类、食糖、植物油,以及麦淀粉、藕粉、马铃薯、芋头等低蛋白质的淀粉食物。这类食材为非优质蛋白质,根据蛋白质的摄入量应适当限量使用。

限量食物:根据病情在控制每日蛋白质总量的范围内,适量摄入优质蛋白质食物,如蛋类、乳类、鱼类、虾类、瘦肉等。

（4）食谱举例（均为生重）

早餐：豆浆（200mL），麦淀粉肉龙（麦淀粉80g、瘦猪肉20g，水：麦淀粉为1.2：2）。

午餐：麦淀粉花卷（麦淀粉100g，水：麦淀粉为1.2：2），芹菜炒肉（芹菜150g、瘦猪肉30g），素炒油菜（油菜200g）。

晚餐：麦淀粉蒸饺（麦淀粉80g、瘦猪肉25g、白菜100g，水：麦淀粉为1.2：2）。

烹调用油30g，食盐5g。

该食谱全天能量为1512kcal，碳水化合物为253.7g（67%），蛋白质为31.9g（8%），脂肪为42.1g（25%）。

3.高蛋白膳食

（1）适用范围

适用于营养不良、贫血、手术前后、烧伤、高热、甲状腺功能亢进、恶性肿瘤等患者。

（2）膳食原则

蛋白质每日摄入量应达到1.2～2g/kg，占总能量的15%～20%，其中优质蛋白占50%以上。能量供应必须充足，以节约蛋白质并减少人体组织分解。采用高蛋白膳食，应增加膳食中维生素A、胡萝卜素和钙的摄入量。

摄入量增加应循序渐进，不可一次性大量给予。食欲欠佳的患者可采用高蛋白配方食品，如乳清蛋白、酪蛋白等制剂。

（3）食物宜忌

宜用食物：多选用蛋白质含量高的食物，如瘦肉、鱼类、蛋类、乳类、豆类，以及含碳水化合物丰富的食物，如薯类、山药、藕等，并选择新鲜的蔬菜、水果。

（4）常见食物蛋白质含量（表4-4）

表4-4　常见食物蛋白质含量(g/100g)

食物名称	蛋白质含量	食物名称	蛋白质含量	食物名称	蛋白质含量
粳米	7.4	牛奶	3.0	瘦猪肉	20.1
土豆	2.0	栗子	4.2	鸡肉	19.3
玉米淀粉	1.2	豆腐	5.0	青鱼	20.1
藕粉	0.2	豆浆	1.8	鲳鱼	18.5
茄子	1.1	河虾	16.4	花生仁	24.8
鲜香菇	2.2	鸡蛋	13.8	核桃	12.8

（5）食谱举例

早餐：肉龙（面粉75g、瘦猪肉25g，水：面为1:2），煮鸡蛋（鸡蛋50g），牛奶（200mL）。

午餐：米饭（粳米150g，水：米为1:1），红烧冰鱼片（冰鱼100g），银耳油菜（干银耳20g、油菜150g）。

晚餐：鸡肉时蔬炒面（面粉100g、鸡肉50g、洋白菜150g，水：面为2:5）。

烹饪用油25g，食盐5g。

该食谱全天能量为1882kcal，碳水化合物为273g（57%），蛋白质为91.1g（19%），脂肪为51.7g（24%）。

4.低嘌呤膳食

（1）适用范围

适用于痛风、高尿酸血症患者。

（2）膳食原则

限制嘌呤摄入：痛风急性期患者严格控制嘌呤每日在150mg之内，禁用含嘌呤高的食物，限量选用含嘌呤较少的食物。慢性痛风患者根据病情可适当放宽嘌呤摄入的限制。动物蛋白可选用牛奶、鸡蛋，尽量少用肉、禽、鱼类等。嘌呤可溶于水，避免食用各种肉汤、鱼汤。

总能量：摄入能量以标准体重计算，超重或肥胖者控制体重但不可减重过快，避免诱发痛风症急性发作。

提高蔬菜、水果摄入量：多吃蔬菜、水果，蔬菜每天摄入量达到500g以上，饮水量达2000mL/d以上，但合并肾功能不全患者应适量摄入水分，合并高血压患者应限制钠盐摄入量。

减少脂肪摄入：脂肪可减少尿酸正常排泄，应限制烹调油、坚果类、肉类摄入量。

控制酒精摄入：酒精不仅可加速嘌呤合成，而且可抑制嘌呤代谢，应禁忌各种酒类，尤其是啤酒。

食物嘌呤含量分类：嘌呤含量很少（＜30mg/100g）的食物包括谷类（精白米、富强粉、玉米、馒头、面条、精白面包、苏打饼干），蔬菜类（卷心菜、白菜、芹菜、黄瓜、茄子、莴苣、南瓜、西葫芦、冬瓜、番茄、萝卜、甘蓝、山芋、土豆），蛋类，乳类，水果类，豆浆，海参；嘌呤含量较少（＜75mg/100g）的食物包括芦笋、菜花、蘑菇、麦片、干果、燕麦、全麦食品、四季豆、青豆、豌豆、菜豆、青鱼、鲑鱼、金枪鱼、龙虾、蟹、牡蛎、鸡肉；嘌呤含量较高（75～150mg/100g）的食物包括扁豆、干豆类、鲤鱼、鳕鱼、鲈鱼、梭鱼、贝壳类、猪肉、牛肉、牛舌、鸭肉、鹅肉、鸽子肉、鹌鹑肉、兔肉、羊肉、火腿、肉汤、肝脏、火鸡肉、鳗鱼、鳝鱼；嘌呤含量高（150～1500mg/100g）的食物包括动物肝、脑、肾，牛肚，羊肚，鱼子，凤尾鱼，沙丁鱼，肉汁，火锅汤。嘌呤含量很少但脂肪含量高的食物，也应限量食用。

（3）食谱举例

早餐：牛奶（200mL），切片面包（面粉75g），煎鸡蛋（鸡蛋50g）。

午餐：米饭（粳米150g，水：米为1：1），西葫鸡片（鸡肉70g、西葫100g），清炒小白菜（小白菜150g）。

晚餐：馒头（面粉100g，水：面为1：2），豆角炒肉（猪肉20g、豆角100g），醋熘土豆（土豆150g）。

烹饪用油30g，食盐5g。

该食谱全天总能量为1846kcal，碳水化合物为295g（64%），蛋白质为69.6g（15%），脂肪为43.1g（21%），嘌呤为179mg。

5.限盐膳食

（1）适用范围

适用于高血压、心衰、肾脏疾病、肝硬化腹水的患者。

（2）膳食原则

低盐饮食：每日供钠2000mg以内，每日食盐用量为1～4g。

无盐饮食：每日供钠1000mg以内。适用于腹水、水肿较重的患者。禁用食盐、酱油及一切含盐的食物。

低钠饮食：每日供钠在500mg以内。适用于腹水、水肿严重的患者。除禁用一切含盐的食物外，还限制含钠高的蔬菜（每100g可食部含钠100mg以上），如芹菜茎、茼蒿等。常见食物钠含量见表4-5。

表4-5　常见食物钠含量(mg/100g可食部)

食物名称	钠含量	食物名称	钠含量	食物名称	钠含量
虾皮	5058	午餐肉	982	草鱼	36
咸鸭蛋	2706	豆腐干	634	带鱼	246
香肠	2309	油条	585	纯牛奶	48.9
方便面	1144	松花蛋	543	冬枣	33
葵花籽	1322	海参	503	香蕉	3.2
扒鸡	1001	鸡蛋	125.7	蜂蜜	4

（3）食物宜忌

宜用食物：不加盐或酱油制作的谷类、畜肉、禽类、鱼类、豆类、乳类。

忌用食物：各种盐或酱油或腌制食品、盐制调味品。

（4）食谱举例（以低盐饮食为例）

早餐：牛奶（200mL），花卷（面粉75g，水：面为1:2），煮鸡蛋（鸡蛋50g）。

午餐：米饭（粳米150g，水：米为1:1），黑椒牛柳（牛柳70g、青椒100g），拌木耳（水发木耳100g）。

晚餐：馒头（面粉100g，水：面为1:2），冬瓜汆丸子（猪肉馅50g、冬瓜100g），拌洋葱（洋葱100g）。

烹饪用油 25g,食盐 3g。

该食谱全天总能量为 1839kcal,碳水化合物为 272.4g(58%),蛋白质为 70.1g(15.2%),脂肪为 54.9g(26.9%),钠为 1514.7mg。

6.低脂膳食

(1)适用范围

适用于高脂血症,冠心病,腹泻,慢性肝、胆、胰疾病,肥胖症等。

(2)低脂饮食分类

根据病情严重程度,脂肪限量分为每日脂肪摄入量 50g、40g、20g 和 10g。

全天总脂肪摄入量 10g:不超过总能量的 5%,一般使用纯素饮食,不给予动物性食物和豆制品,适用于急性胰腺炎、急性胆囊炎等患者,注意食用蔬菜应软烂,禁用粗纤维食材。

全天总脂肪摄入量 20g:不超过总热量的 10%,限制膳食的脂肪总量,包括食物所含脂肪及烹调油。适用于急性胰腺炎、急性胆囊炎等术后或缓解期患者,禁用动物性食物,适当给予豆制品。

全天总脂肪摄入量 40g:不超过总热量的 20%,禁用全脂奶,可每天食用一个鸡蛋,适用于慢性胰腺炎、慢性胆囊炎、慢性肝炎、高血压、高血脂、肥胖等患者。

全天总脂肪摄入量 50g:不超过总能量的 25%,可食用瘦肉类、海鲜、鸡肉(去皮),禁用肥肉、肉汤、内脏等高脂肪食物,烹饪方式选用蒸、煮等,避免食用油炸食品。适用于糖尿病、高血压等患者。常见食物脂肪含量见表 4-6。

表 4-6　常见食物脂肪含量(g/100g 可食部)

食物名称	脂肪含量	食物名称	脂肪含量	食物名称	脂肪含量
腊肉	68	牛里脊	5	鸡蛋	10.5
瓜子	46	羊上脑	2	煎鸡蛋	15
烤鸭	50.8	羊肉片	4	草鱼	2.6
猪肉(前臀尖)	25.3	鸡胸肉	1.9	虾仁	0.7
牛腩	29	鸡腿(带皮)	7.2	芹菜	0.2
叉烧	9.8	纯牛奶	3.2	平菇	0.1

（3）食物宜忌

宜用食物：根据病情、脂肪限制程度选择合适食物，如米、面、豆腐、蔬菜、鱼、虾、低脂奶、脱脂奶等。

忌用食物：肥肉、全脂奶、花生、坚果、油炸食品等。

（4）食谱举例

早餐：牛奶200mL，花卷（面粉75g，水∶面为1∶2），拌芹菜（芹菜100g），煮鸡蛋（鸡蛋50g）。

午餐：米饭（粳米150g，水∶米为1∶1），清蒸鳕鱼（鳕鱼75g），清炒莜麦菜（莜麦菜200g）。

晚餐：馒头（面粉100g，水∶面为1∶2），清炖牛肉（牛肉50g），清炒西兰花（西兰花200g）。

烹饪用油20g，食盐5g。

该食谱全天能量为1731kcal，碳水化合物为263.3g（59%），蛋白质为87.5g（20%），脂肪为40g（21%）。

7. 低碘膳食

（1）适用范围

适用于甲状腺功能亢进患者。

（2）膳食原则

甲状腺功能亢进患者一般基础代谢明显增高，蛋白质分解加速，因此要保证高热能、高蛋白、高维生素饮食，以补偿其消耗。每日可以加餐2～3次，如伴有腹泻症状，应适当限制摄入膳食纤维较多的食品。蛋白质按每日每千克体重供给达到1.5g，同时要注意补钙。甲状腺功能亢进患者碘代谢异常，应限制高碘食物的摄入，如海带、虾皮、紫菜等海产品，常见食物含碘量见表4-7。

表4-7　常见食物的碘含量(μg/100g 可食部)

食物名称	碘含量	食物名称	碘含量	食物名称	碘含量
裙带菜	15878.0	开心果	10.3	带鱼	5.5
紫菜	4323.0	小白菜	10.0	鸭蛋	5.0
虾皮	264.0	黄豆	9.7	大米	2.3
虾米	82.5	甜面酱	9.6	牛奶	1.9
鸡蛋	27.2	草鱼	6.4	酸奶	0.9

(三)儿科膳食

儿科患者由于年龄跨度较大,其膳食按年龄阶段划分,可分为婴儿辅食、幼儿饭、学龄前小儿饭、学龄期小儿饭。儿科膳食的基本原则包括:①儿科患者均处于生长发育期,因此应根据患儿不同年龄、身高、体重和生长发育等具体情况合理安排膳食;②应采用细软、易咀嚼、易消化、易吸收的食物,对于婴幼儿患者不应给予整粒的硬果、豆粒和吸食果冻等食物,以免误入鼻孔、气管,发生堵塞窒息,鸡、鸭、鱼、肉等食物均应去骨刺,免用大块食物,做成泥状或细末状;③在烹调时,宜清淡少油,不宜用过咸、过甜的重味调料,免用刺激性调味品;④儿科患者的胃容量有限,在餐次的安排时应少量多餐,根据不同的年龄,可以安排加餐,每日至少4餐,幼儿患者每日也可给予5～6餐;⑤儿科膳食,要根据儿童的心理特点,膳食设计注重食物的颜色、形状的搭配,能激发儿童的兴趣,增加食欲。

1.婴儿辅食

适用于6～12月龄消化功能正常的婴儿,为满足婴儿生长发育需要,随婴儿年龄的增长,除喂母乳或配方奶之外,还需增加辅食。婴儿6月龄开始正式添加辅食,5～6月龄可以称为尝试添加辅食期,为6月龄的正式添加辅食进行过渡。首选高铁米粉或蛋黄调的稀汁。一般在医院里提供的婴儿辅食包括鸡蛋羹、各种粥、龙须面、蛋糕、蔬菜泥、水果泥等。每日提供2～3次。

2. 幼儿饭

适用于所有 1~2 岁幼儿。适用的食物有：①蒸软米饭、馒头或面条、面片、面包、松软的发糕等，各种粥类，如白米粥、肉末粥、肉末碎菜粥、碎鸡肉粥、豆沙甜粥、枣泥粥等；②一般蔬菜要切碎制软，有些含粗硬纤维较少的蔬菜，如胡萝卜、菠菜、冬瓜、圆白菜等制软亦可；③蒸蛋羹、蛋花汤、煮嫩鸡蛋、蛋糕等；④牛奶、奶酪、酸奶等；⑤肉末（猪肉、鸡肉、鸭肉等）、鱼丸、虾丸等；⑥豆浆、豆腐脑、豆腐汤、鸡蛋烩豆腐、各种豆乳制品等。禁用烙饼等粗、硬、不好消化的主食；需避免用带骨刺的鱼、排骨，以及整粒坚果（如花生）。制作上要求所有绿叶蔬菜均要改刀切成 1cm 长，质硬蔬菜应制软；小馄饨均不放虾皮；烹调避免用油煎、炸、爆炒等方法；避免用辣椒、芥末等辛辣刺激食品及调味品。应供给一日三餐，幼儿提倡三餐两点制，加餐可由家长按幼儿饮食习惯和喜好自行添加，不能继续母乳喂养的 2 岁以内幼儿建议选择配方奶。

3. 学龄前小儿饭

适用于满 2~6 周岁的小儿，医院膳食提供一日三餐，定时定量。早餐食物应包括谷薯类、蔬菜水果、动物性食物，以及乳类、大豆和坚果等食物中的三类及以上，同时可以在两餐之间食用少量的零食，选择清洁卫生、营养丰富的食物作为零食。每天应摄入 300mL 及以上液态奶或相当量的乳制品。

4. 学龄儿童饭

学龄儿童指满 6 岁、不满 18 岁的未成年人，医院膳食提供一日三餐，食物种类多样化，避免食用有碎骨、有刺的食材，避免辛辣刺激食物。

（四）试验代谢膳食

1. 隐血试验膳食

本膳食辅助诊断是否存在消化道隐性出血，试验期 3 天，留存患者粪便检查。

（1）适应证

各种原因引起的消化道出血、胃癌、疑有消化性溃疡出血、伤寒症肠出血、原因不明的贫血患者。

（2）膳食原则

● 按患者病情需要给予隐血试验膳食，如半流质、软饭、普食等。

● 试验期间忌食含铁血红素的鱼、虾、肉、禽类食物，含铁质丰富的蔬菜、水果及药物。

● 在试验膳食前，应向患者说明膳食目的和要求，以取得患者理解与配合。

● 膳食中主食摄入不受限制，副食中忌动物肝、血、肉类、禽类、鱼类、蛋黄、绿叶菜等含铁丰富的食物，也要禁食桂圆、葡萄、酸枣、果脯等果品。

2. 葡萄糖耐量试验

通过进食限量的碳水化合物，并测定空腹和餐后血糖来观察糖代谢的变化以诊断糖尿病和糖代谢异常。

（1）适应证

疑有糖尿病、血糖受损、糖耐量异常的患者。

（2）膳食原则

试验前 3 天每天进食碳水化合物量不少于 150g。试验前 1 天晚餐后禁食。试验日应卧床休息，清晨测空腹血糖，然后取无水葡萄糖 75g，溶于 300mL 水中，或用 100g 面粉制成的馒头，嘱患者 3～5 分钟内服下。服用后 30 分钟、60 分钟、120 分钟各抽一次血，做血糖定量测定。同时留尿标本做尿糖定性测定。

3. 内生肌酐试验膳食

通过控制外源性肌酐的摄入，观察机体对内生肌酐的清除能力。试验期为 3 天，前 2 天是准备期，最后 1 天为试验期，试验期间均食无肌酐膳食。

（1）适用对象

肾盂肾炎、肾小球肾炎、尿毒症、重症肌无力等各种疾病伴有肾功能损害的患者。

（2）膳食原则

● 低蛋白膳食 3 天，全日蛋白质供给量少于 40g。

● 试验期间的主食量不宜超过350g/d。

● 蔬菜、水果、淀粉、藕粉及植物油等可按需给予,若有饥饿感可添加藕粉、水果等。

● 试验当日忌饮茶和咖啡,停用利尿剂并避免剧烈运动。

（3）食物选择

宜用食物:米、面、淀粉制品;牛奶、蛋或豆制品;各种蔬菜、水果。

忌用食物:牛肉、羊肉、猪肉、鱼、虾、禽肉类等食物。规定数量外的豆制品、乳制品、蛋类。

第二节　肠内营养治疗

肠内营养是一种采用口服和管饲等途径经胃肠道提供机体代谢需要的能量及营养基质的营养治疗。肠内营养适用于有完整或部分胃肠道功能,不能经口摄食(如意识障碍、吞咽困难、咀嚼障碍等)或摄食量不足的患者,通过鼻胃管、鼻肠管、胃造瘘、空肠造瘘、口服等途径给予食物或营养素(见彩插图12)。

肠内营养简便、安全、经济、有效。肠内营养相比于肠外营养,更符合人体的生理状况,有助于维持肠道结构和功能,尤其是肠道的屏障功能,尽早地展开肠内营养可以减少细菌易位,减少肠道并发症,并且费用较低。肠内营养与肠外营养一起构成了临床营养支持治疗的两大支柱。

一、肠内营养的意义

经消化道营养是最符合人体生理特征的途径,肠道作为全身应激反应的器官,肠黏膜屏障在防止肠源性感染中处于重要地位,长期的肠外营养会使肠黏膜血流量下降,小肠绒毛萎缩,从而使肠黏膜屏障功能受损,容易发生细菌与内毒素易位,使肠源性感染的发病率增加。当经肠道的营养供给完全停止 1 周以上,就会使肠黏膜发生萎缩。肠内营养支持相对于肠外营养支持,有着其特有的优势。

- 有助于维持肠黏膜细胞的结构与功能完整,减少内毒素释放和细菌易位。

- 刺激消化性激素、酶的分泌,促进胃肠蠕动与胆囊收缩,增加内脏血流,减少胆汁淤积。

- 刺激胰岛素释放。

- 并发症少且费用低。

二、肠内营养适应证

当患者经口摄入不足时,首选肠内营养,肠内营养可行性取决于小肠是否具有吸收功能。

肠内营养适用范围包括以下几类:

- 营养不良。

- 吞咽困难和失去咀嚼功能。

- 昏迷或意识障碍。

- 高代谢状态。

- 炎性肠病。

- 胰腺炎。

- 短肠综合征。

- 上消化道梗阻。

- 吸收不良综合征。

- 各种消化道瘘。

- 经口摄入不足或不能经口进食。

- 心血管疾病。
- 各脏器功能不全。

三、肠内营养禁忌证

- 处于严重应激状态、休克、完全性机械性肠梗阻、胃肠道出血、腹膜炎、严重呕吐腹泻、严重吸收不良综合征的患者。
- 小肠广泛切除患者术后 4～6 周内应进行完全肠外营养支持,之后逐渐向肠内营养过渡,以刺激肠黏膜的增生和代偿。
- 急性完全性肠梗阻或无肠鸣音的患者。
- 急性重症胰腺炎急性期患者。
- 空肠瘘患者缺乏足够的小肠吸收面积(＜100cm),需要评估,不可贸然给予肠内营养。
- 无法建立肠内喂养通路的患者。
- 年龄小于 3 个月的婴儿禁用高渗液体,采用等渗液体。
- 胃肠道功能障碍或要求胃肠道休息的患者。

四、肠内营养的并发症

- 机械性并发症:管道移位、堵塞、脱出,消化道机械性损伤,局部感染等。
- 感染性并发症:反流或误吸造成的肺部感染,多发生于昏迷、吞咽反射障碍、胃排空不良患者,吸入性肺炎是肠内营养最严重的并发症。
- 胃肠道并发症:如恶心、呕吐、腹胀、腹泻、胃潴留、肠痉挛、倾倒综合征、便秘等。
- 代谢性并发症:葡萄糖不耐受、水电解质和酸碱平衡紊乱、肝功能异常、必需脂肪酸缺乏、高血糖或低血糖等。

五、肠内营养并发症管理

（一）肠道并发症

一般肠道并发症发生腹胀、腹泻的比例最高,腹泻发生的原因一般有:①营养液输入温度过低、污染、过量;②营养液渗透压过高;③患者由于低蛋白血症等原因造成肠黏膜水肿;④患者有乳糖不耐症、脂肪吸收不良等消化不良问题;⑤肠内菌群失调。

对于腹泻患者可以遵循营养液浓度由低到高、容量由多到少、速度由慢到快原则,逐步适应,保证营养液恒温,并且推荐加入适量膳食纤维素及益生菌。腹胀患者可以给予促进胃动力的药物,减慢速度,严重腹胀患者需排除肠梗阻情况。

（二）误吸

误吸发生的主要原因有:营养管材质过硬、胃残留过多、置管位置不良、营养液滴注速度过快等原因。误吸的患者可以降低滴注速度,匀速滴注;监控胃残留量,若胃潴留量 >500mL,需要延缓喂养。

（三）管道堵塞

管道堵塞的主要原因包括营养液浓度过高、喂养管过细、管道冲洗不充分、营养液成分研磨不细。

建议每次喂养前用温水或生理盐水冲洗,采用适宜浓度营养液并且充分研磨。发生堵塞时可以用温水压力冲洗、5% 碳酸氢钠冲洗或者重新置管。

（四）代谢异常

肠内喂养期间需要监测肝功能、肾功能、血糖、白蛋白、各项生化指标,对于

ICU 患者高血糖发生率是极高的,需密切监测血糖,及时调整胰岛素用量,同时也要防止发生低血糖。

六、特殊医学用途配方食品(肠内营养制剂)

(一)特殊医学用途食品分类

《特殊医学用途配方食品通则》将特殊医学用途配方食品分为三类,即全营养配方食品、特定全营养配方食品和非全营养配方食品。

1. 全营养配方食品

可作为单一营养来源满足目标人群营养需求的特殊医学用途配方食品。全营养配方食品适用于饮食状况不佳、能量摄入不足、对营养素需求全面且对特定营养素没有特别要求的人群。患者应在临床医师或临床营养师的指导下选择使用全营养配方食品。

2. 特定全营养配方食品

可作为单一营养来源满足目标人群在特定疾病或医学状况下营养需求的特殊医学用途配方食品。针对不同疾病的特异性代谢状态,调整营养素配比,能够更好地进行特殊人群的营养支持。

特定全营养配方食品主要包括 13 大类:①糖尿病全营养配方食品;②呼吸系统疾病全营养配方食品;③肾病全营养配方食品;④肿瘤全营养配方食品;⑤肝病全营养配方食品;⑥肌肉衰减综合征全营养配方食品;⑦创伤、感染、手术及其他应激状态全营养配方食品;⑧炎性肠病全营养配方食品;⑨食物蛋白过敏全营养配方食品;⑩难治性癫痫全营养配方食品;⑪肠道吸收障碍、胰腺炎全营养配方食品;⑫脂肪代谢异常全营养配方食品;⑬肥胖减脂手术全营养配方食品。

3. 非全营养配方食品

非全营养配方食品适用于需要补充单一或部分营养素的人群,不可作为单一营养来源。该类产品应在临床医师或临床营养师的指导下,按照患者个体营养状况、生化指标及疾病状况,一般需要与其他特殊医学用途配方食品或普通食品配合使用,以保证营养素均衡。

非全营养配方食品包括:蛋白质、脂肪、碳水化合物组件,电解质组件,增稠组件,氨基酸代谢障碍配方,流质配方。

(二)特殊医学用途配方食品处方要求

1.处方要求

(1)特殊医学用途配方食品处方按照药品处方格式、患者一般情况、临床诊断、营养诊断填写清晰、完整,并与病历记载相一致。

(2)每一种特殊医学用途配方食品应当另起一行,每张处方不得超过 5 种。

(3)根据病情按照常规用法、用量使用,特殊情况需要超剂量使用时,应当注明原因并请上级医师和营养科医师审核、签名。

(4)与食物匀浆联合应用时使用特殊医学用途配方食品提供能量不超过总能量的 50%。

(5)门诊患者开具特殊医学用途配方食品最大处方量不超过 7 天。

(6)住院患者全营养配方口服营养补充量占总能量 50% 以下(不含空肠)。

(7)住院患者出院带药最大处方量不超过 7 天(或最小包装)。

2.以下情况禁止使用

(1)同一位患者同时使用两种以上种类相同的特殊医学用途配方食品。

(2)病情不需要或超疗程、超剂量使用。

(3)使用与疾病治疗无关的特殊医学用途配方食品。

(4)根据患者要求而非病情需要开具特殊医学用途配方食品。

(5)长期(超过 1 个月及以上)单独使用液体型特殊医学用途配方食品。

七、肠内营养液配制

(一)肠内配制室与配制人员要求

1.环境要求

肠内营养配制室要求建筑面积不低于 $60m^2$,建筑面积与医疗床位比为 1.5:10,分为刷洗间、消毒间、配制间、制熟间及发放区。其中配制间要求三十万级净化环境,室内墙壁为防菌涂层预成形材料,地面耐磨、防滑、抗菌、防静电,室内温度保持 $18 \sim 26℃$,相对湿度为 $40\% \sim 65\%$ 。

2.设备要求

肠内营养配制室应配备相应工作条件设备,清洗区有洗刷池、蒸汽消毒柜;更衣区配备更衣柜、口罩、帽子等;配制区配有紫外线消毒灯、匀浆机(胶体磨)、净化工作台、冰箱、电磁炉、操作台、药品柜、电脑、蒸锅、清洗消毒设备、计量仪器及各种配制容器;制熟区有微波炉、电磁炉、蒸锅、操作台;发放区配有操作台、电脑、打印机等。天津市营养质控中心的肠内营养配制室布局流程图见图 4 - 1。

3.人员要求

配制人员要求相关专业,具备初级职称及初级以上专业技术资格的营养专业人员,且经过专业培训,熟悉配制流程、消毒流程等。

(二)配制流程

- 配制人员进入配制区前先进行洗手、更衣,佩戴口罩、帽子。
- 肠内营养制剂配制的台面用清水和乙醇各擦拭 1 遍。
- 确认所需工具均消毒完成。
- 核对营养制剂品名,用乙醇擦拭外包装并检查产品生产日期和有效日期。

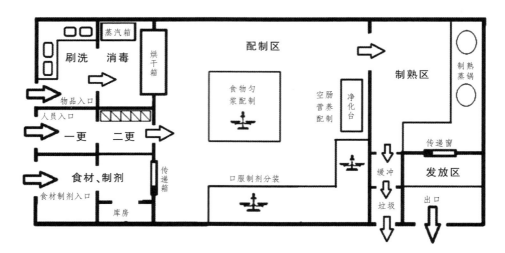

图4-1 医疗机构肠内营养配制室布局流程示意图。(摘自天津营养质控肠内营养质量规范)

● 根据肠内医嘱配方进行称量,称量误差小于0.1g,将所需的营养制剂倒入灭菌容器内(口服营养补充直接将粉剂装袋并封口),先用少许温开水(30～40℃)将营养制剂搅拌成糊状,再加入所需要的水量将营养制剂搅拌成混悬液并装瓶。

● 空肠液配制需在层流净化台内完成。

● 将患者的姓名、床号、配制日期分别写在标签上,贴在容器外面。

● 将配制好的营养液存放入4℃冰箱内保存,24小时内使用。

● 配制完毕后,将配制台用温水清洗干净,仔细清洗器具并消毒。

(三)食物匀浆膳配制

食物匀浆膳是一种由多种天然食物和商品营养制剂混合制成糊状、浓流体的平衡膳食,可经鼻饲、胃管灌注的经肠营养剂,需经肠道消化后才能被人体吸收利用,残渣多,适用于肠道功能正常的患者,一般碳水化合物占总能量的55%～60%,蛋白质占总能量的15%～20%,脂肪占总能量的25%～30%,或者按不同疾病原则进行调整。

天然食物可选择米饭、鸡蛋、鱼、虾、鸡肉、瘦肉、青菜、白菜、胡萝卜等食物，不要选择有刺激性、气味浓、颜色过深的食物。

操作步骤：食物洗净切小块→称量→煮烂→加水至需要量→加特殊医学用途配方食品→加食盐、植物油→粉碎均匀→装至消毒瓶中→蒸煮消毒 20 分钟→粘贴标签→送至病区→冷藏→灌注或用输液泵注入。

八、肠内营养给予方式

（一）口服方法

营养不良或可能发生营养不良的患者，只要胃肠有一定功能，并能摄入食物，就可以用肠内营养的方式补充营养。

口服是最经济、安全的方式，不需要等渗，采用加餐或少量多次的方式补充，摄入量由少到多，1～3 天达到目标摄入量。

（二）管饲喂养

管饲是对于无法经口的患者，通过导管把营养液输入肠道，包括鼻－胃、鼻－十二指肠、鼻－空肠置管及胃造口、经皮内镜下胃造口、经皮内镜下空肠造口等方式。推注时可采用间歇性推注、间歇性重力滴注、持续性泵注。胃内喂养时，床头要抬高 30°～45°角，以减少反流误吸风险。速度建议从 20mL/h 开始，根据患者胃肠道耐受性，及时调节速度。对于采用注射器的家庭肠内营养患者，建议缓慢推注，且单次推注总量控制在 250mL 以内。温度在 37℃ 左右，避免过冷引起腹泻。

九、监测

肠内营养液使用过程中,需要监测患者的代谢与营养情况:①每日摄入的蛋白质、脂肪、糖类及总能量,计算氮平衡,并记录水分摄入量与尿排出量,计算液体平衡;②每周测定 1 次体重;③监测血生化指标,包括总蛋白、白蛋白、转铁蛋白、视黄醇结合蛋白、血清总胆固醇、肝功能、肾功能、血糖、电解质等;④监测胃残留量。最初两天,每次喂养前检查胃残留,胃残留过多时,需要停止输注或降低速度;⑤给予糖尿病患者营养支持时,应严密监测血糖,根据血糖变化,调整营养液输注速度及胰岛素的用法与用量。

第三节 肠外营养治疗

一、肠外营养的意义

肠外营养是经静脉为无法经胃肠道摄取或摄取营养物不能满足自身代谢需要的患者提供包括氨基酸、脂肪、碳水化合物、维生素及矿物质在内的营养素,以抑制分解代谢,促进合成代谢并维持结构蛋白的功能。肠外营养分为全肠外营养和部分补充肠外营养。

在重症患者无法正常进食的状况下仍可以在肠外营养的支持下,维持营养状况,提供足量营养素以促进创伤愈合与机体恢复,并可以保证婴幼儿的正常生长发育。

二、肠外营养适应证

肠外营养支持适应证是胃肠道功能障碍或衰竭的患者。若患者存在严重的营养不良或 5~7 天无法接受肠内营养支持的患者,例如克罗恩病、肠梗阻、严重胰腺炎、小肠切除、大面积烧伤、围术期严重营养不良、严重的呕吐腹泻超过 5~7 天等,则需要通过肠外营养保证营养来源。

三、肠外营养禁忌证与并发症

(一)肠外营养禁忌证

肠外营养的禁忌证包括严重的循环、呼吸功能衰竭,严重的水电解质紊乱,严重的肝衰竭、肾衰竭。

对于胃肠功能正常并且适应肠内营养(或 5 天内可恢复胃肠功能)的患者,应谨慎进行评估是否需要肠外营养。

(二)肠外营养并发症及管理

肠外营养相关的并发症可分为 4 类:机械性并发症、感染性并发症、代谢性并发症及肠道并发症。外周静脉营养最常见的并发症是静脉炎(3%~31%)。静脉炎的后果可能非常严重,包括局部组织坏死、菌血症和脓血症。

1. 机械性并发症

机械性并发症包括:①中心静脉导管的位置不正确或护理不当导致的气胸、血胸、血肿等,可用 X 线检查确定导管位置;②静脉血栓应降低葡萄糖浓度、使用抗凝剂或者加入 3000U 的肝素等。

2. 感染性并发症

营养也是良好的培养基,可以让细菌快速繁殖,肠外营养操作一定严格无菌操作,对流程进行质量控制,悬挂时间不超过 24 小时,适当地护理导管。若患者出现不明原因的高热、寒战,考虑导管败血症,应立即更换导管、做血培养并配合抗生素治疗。

3.代谢性并发症

(1)糖代谢紊乱:包括低糖血症和高糖血症,应调整胰岛素量、输入速度与葡萄糖浓度相匹配,并监测血糖。

(2)胆固醇或甘油三酯过高:降低或停用脂肪乳。

(3)肝功能异常:营养液用量越大、时间越长,发生肝功能异常的可能性越大。可选用富含支链氨基酸的氨基酸溶液和富含中链脂肪酸的脂肪乳,控制对肝脏的损害。

(4)液体量过多:液体量过多会导致心肺功能衰竭,尤其是老年人和心肺功能、肾功能不全者,控制液体量及输注速度。

(5)电解质紊乱:常见的有低钾、低镁、低磷,尤其应注意磷的补充。定期监测,及时调整离子量。

4.肠道并发症

由于长时间肠外营养,空置肠道,导致肠道黏膜萎缩、肠道内细菌移位,发生内源性感染,可补充谷氨酰胺,尽早使用肠道进行滋养型喂养。

四、肠外营养制剂种类及选择

肠外营养制剂的组成包括氨基酸溶液、脂肪乳、葡萄糖溶液、多种维生素、多种微量元素、电解质等,一般能量为 20 ~ 30kcal/(kg·d)。肠外营养配方根据患者病情、年龄、体重等情况制订。

(一)碳水化合物类

葡萄糖是肠外营养中应用最普遍的能量来源。推荐成人肠外营养葡萄糖每日为 2 ~ 4g/kg,总量一般不超过 300g,占总能量的 60%~70%。

（二）氨基酸类

氨基酸溶液根据氨基酸成分和含量不同,分为平衡型和专用型,平衡型氨基酸包括18AA(4.5%)、18AA-Ⅱ(8.5%、11.4%),适用于大部分患者;专用型氨基酸包括9AA(5%)适用于肾功能不全患者;3AA(5%)适用于肝功能不全患者。目前临床上常规使用的氨基酸溶液含有13~20种氨基酸,幼儿应使用儿童复方氨基酸,因其含有幼儿不能合成的酪氨酸、胱氨酸、精氨酸、组氨酸;常用儿童复方氨基酸包括18AA-Ⅰ、19AA-Ⅰ等;常规肠外能量与蛋白质需要量见表4-8,肝、肾功能异常患者氨基酸摄入量见表4-9。

表4-8　不同营养状态患者能量和蛋白质需要量

营养状况	能量[kcal/(kg·d)]	蛋白质[g/(kg·d)]	非蛋白热卡与氮量比值
正常-中度营养不良	20~25	0.6~1.0	150:1
中度应激状态	25~30	1.0~1.5	120:1
高代谢应激状态	30~35	1.5~2.0	(90~120):1
烧伤	35~40	2.0~2.5	(90~120):1

表4-9　肝肾功能异常患者能量与氨基酸需要量

疾病情况	非蛋白能量[kcal/(kg·d)]	蛋白质或氨基酸[g/(kg·d)]
代偿性肝硬化	25~35	0.6~1.2
失代偿性肝硬化	25~35	1.0
肝性脑病	25~35	0.5~1.0
		(增加支链氨基酸比例)
肝移植术后	25~35	1.0~1.5
急性肾衰竭	20~30	0.8~1.2
肾衰竭(每日透析者)	20~30	1.2~1.5

谷氨酰胺属于氨基酸类,其在肠外营养中有着重要的作用,对于需要禁食3天以上的肠外营养支持的住院患者和危重症患者,推荐在有氨基酸注射液的肠

外营养配方中添加谷氨酰胺双肽。建议用量为 0.2 ~ 0.3g/（kg·d）。

（三）脂肪乳剂

脂肪乳剂提供人体必需脂肪酸和能量,脂肪所提供的能量可占非蛋白能量的 30%~50%,慢性阻塞性肺疾病患者、肿瘤晚期无肝肾功能不良的患者脂肪所提供的能量可达到 60% 以上。脂肪乳成人每天用量为 1 ~ 1.5g/kg,一般输入量不超过 3g/（kg·d）,临床上的脂肪乳浓度分为 10%、20%、30%,一般可提供总能量的 30%~50%,脂肪代谢紊乱或肝硬化患者慎用。

- 临床上有长链脂肪乳剂（浓度分为 10%、20% 和 30%）、物理混合的中/长链脂肪乳剂（浓度为 20%）、结构脂肪乳剂、橄榄油脂肪乳剂、鱼油脂肪乳剂可供选择。存在肝功能不良、胰腺疾病、糖尿病、肺功能差及危重症的患者等可以选用物理混合的中/长链脂肪乳剂和结构脂肪乳剂。免疫功能差易出现感染并发症的患者可以选用橄榄油脂肪乳剂或者在选用其他脂肪乳剂的基础上加用鱼油脂肪乳剂。

- 含脂肪乳剂输注液的输注时间应在 16 小时以上,最好能够 24 小时均匀输注。

- 血甘油三酯 >3.5mmol/L 者,使用脂肪乳剂时,需加强血脂及胆红素的监测,若胆红素正常,应根据患者的临床状况决定是否应用脂肪乳,或考虑将长链脂肪乳剂改为中长链脂肪乳剂;若胆红素高于正常值 2 倍以上,应避免使用脂肪乳剂;若血甘油三酯 >4.5mmol/L,应避免使用脂肪乳剂。

- 临床常用的鱼油脂肪乳剂是 ω-3 鱼油脂肪乳注射液,每 100mL 含鱼油 10g。建议用量为 0.1 ~ 0.2g/（kg·d）,需与脂肪乳剂同时输注。

五、肠外营养液配制

肠外营养配制室可由营养科单独设立,也可以与配液中心共同建设,建筑面积不低于 60m²,与医院床位比为 1：10,符合配制流程和消毒隔离原则,配制室应包括一次更衣间、摆药间、二次更衣间、配制间、传递窗、发放区。墙面浅色,表面光滑、耐磨、耐腐蚀、不易吸附灰尘,地面耐磨、防滑、防静电、无接缝,易清扫,更衣间设洗手设备。

肠外配制室需配置的设备包括:百级净化台、操作台、紫外线消毒灯、无菌柜、pH 值测定仪、渗透压测定仪、冰箱、治疗车等。

肠外营养液的配制要求严格无菌操作,必须在专门的配液室进行,由专业有资质的人员配制,配液时严格执行"三查八对"制度,具体操作见下:

- 配制人员洗手更衣,佩戴口罩、帽子。
- 用75%的乙醇擦拭超净工作台,并开启紫外线灯照射。
- 摆药者配制前按医嘱准备好药品并核对,经传递窗传递已排好的静脉输液药品;核对标签内容是否与药品相符。
- 配制人员检查一次性静脉营养输液袋包装是否密封完整、有效期等是否合格。
- 先将不含磷酸盐的电解质、微量元素、胰岛素加入复方氨基酸中,充分混匀,避免局部浓度过高。
- 再将磷酸盐加入葡萄糖溶液中,充分振荡均匀。
- 关闭静脉营养输液袋的所有输液管夹,然后分别将输液管针头插入葡萄糖溶液和氨基酸溶液中,倒转这两种输液容器,悬挂在水平层流工作台的挂杆上,先打开氨基酸溶液输液管夹,再打开葡萄糖溶液输液夹,待葡萄糖和氨基酸溶液全部流入到"全合一"营养输液袋后,关闭输液管夹。
- 翻转"全合一"营养输液袋,使这两种溶液充分混匀。
- 将脂溶性维生素加入水溶性的维生素(粉剂)中,充分溶解后加入脂肪乳,混匀。
- 最后连接第 3 根输液管针头到含有维生素的脂肪乳中,打开输液管夹,在脂肪乳全部流入"全合一"营养输液袋后,关闭输液管夹。
- 轻轻摇动静脉营养输液袋,使内容物充分溶解后,将"全合一"营养输液袋口朝上竖起,打开其中一路输液管夹,待袋子中多余的空气排出后关闭输液管夹。

- 用密封夹关闭"全合一"营养输液袋口,拆开输液管,用备用的塑料帽关闭"全合一"营养输液袋袋口。

- 挤压"全合一"营养输液袋,排出袋内空气,并观察是否有液体渗出,如有则须丢弃。

- 所有这些操作均应在水平层流工作台上进行,并严格按照无菌操作技术操作,保持处于"开放窗口"。

- 将配方标签贴在"全合一"营养输液袋表面,签名认可后,传递外送到成品间,由药师检查核对。

- 配制人员应仔细检查剂量,以及查看有无发黄、变色,是否出现混浊、沉淀等现象出现,如有则须丢弃。核对结束后,将"全合一"营养输液袋装入避光袋中交给病区。

- "全合一"溶液配制完毕后,应常规留样,保存至患者输注该混合液完毕24 小时后。

- 避光保存,无脂肪乳剂的混合营养液尤应注意避光。建议现配现用,如不马上使用,则应暂时放入冰箱中冷藏(4 ~8℃)保存。

六、肠外营养输注方式

肠外营养输注的静脉途径分为周围静脉营养和中心静脉营养,根据患者预计肠外营养支持时间、护理环境、以往静脉置管史、凝血情况等选择置管方式。短期静脉导管包括:短静脉导管、中静脉导管、中心静脉导管(锁骨下静脉、颈静脉、股静脉);长期静脉导管包括:经外周静脉穿刺中心静脉置管、带隧道的静脉导管、全植入血管装置。

(一)周围静脉营养

适用于短期肠外营养(<2 周)患者、中心静脉置管禁忌者、导管感染或有

脓血症者,要求营养液渗透压低于900mOsm/L。该方法简便易行,可避免中心静脉置管相关并发症,但输液渗透压不能过高,需反复穿刺,易发生静脉炎,故不宜长期使用。

(二)中心静脉营养

适用于肠外营养超过2周的患者,营养液渗透压可以高于900mOsm/L。经锁骨下静脉置管易于活动和护理,主要并发症是气胸,而经外周静脉穿刺中心静脉置管可避免气胸等严重并发症,但增加了血栓性静脉炎和插管错位的发生率。

肠外营养途径不采用颈外静脉及股静脉,前者的置管错位率高,后者的感染性并发症高。

七、监测

为了预防肠外营养相关并发症,需要监测血清电解质、血液尿素氮、血清肌酸酐、肝功能、血糖、体重、液体摄入和排出等相关指标。

(一)生命体征

每天测体温、血压、脉搏、体重,记录24小时液体出入量。观察生命体征是否平稳,有无水肿、黄疸、胃潴留,黄疸多是由于胆汁淤积性肝病;水肿和脱水用以判断补液量是否充足或过量。

(二)导管护理

监测导管是否置入正确部位。导管插入部位应每天做局部皮肤严格消毒处理,发现导管引起感染,及时对症治疗并密切监测。

(三)实验室监测

每天测血糖、电解质(钾、钠、氯、钙、磷),高血糖患者每天测3~4次血糖,待病情稳定后,每周 1～2 次监测电解质、肝功能、肾功能和血常规,每周 1 次监测白蛋白、前白蛋白及血脂。

(四)营养状况监测

每周监测体重、上臂围、肱三头肌皮褶厚度、肌酐－身高指数、免疫功能(血白细胞计数、皮肤超敏反应)等(参见第三章)。

第五章　心脑血管相关疾病的营养治疗

第一节　原发性高血压营养治疗

原发性高血压一般起因缓慢,早期大多数患者无明显症状,随病程进展,血压持久升高,全身中小血管长期处于高压状态,引起血管痉挛,动脉管壁增厚,导致动脉硬化,最终引起心、脑、肾等器官损伤。

一、营养代谢特点

(一)体重

成人的体重超重或肥胖是导致高血压的一个重要危险因素。超重人群高血压发生率增加 2~6 倍,所以当超重或肥胖的高血压患者体重下降后,其血压一般也会有所下降。

(二)钠与钾

钠的摄入量与高血压的发生率密切相关。相关研究发现,尿钠每增加100mmol/d(2300mg 钠),收缩压会增加 3~6mmHg,舒张压增加 0~3mmHg。适量控制钠的摄入量可降低高血压和心血管疾病的发病率。钾摄入量高的人群其平均血压值和高血压的发病率均低于钾摄入量低的人群。

（三）脂类

大量相关试验证明,降低膳食中的脂肪摄入量可以在一定程度上降低血压,但并非脂肪的单独因素所导致的,所以不能因高血压就不摄入脂肪。

（四）蛋白质

膳食蛋白质与血压呈负相关。富含精氨酸的大豆是一种潜在的血管抑制剂,也是血管抑制剂 NO 的前体,因此,膳食中应保证足量的优质蛋白质。

（五）膳食纤维

膳食纤维的摄入量与血压呈负相关,其中的可溶性膳食纤维可调节胃肠道功能,进而影响胰岛素代谢,改善血糖及血压的情况。

（六）酒精

过量饮酒会增加高血压的发生率。男性每天饮酒 3 杯以上,以及女性每天饮酒 2 杯以上的人群发生高血压的概率较高,而低于上述饮酒量者高血压发生率不会增加,长期酗酒者对血压影响更大。同时有研究发现,轻度饮酒者(每天 1 ~ 2 杯)比绝对戒酒者的血压更低。酒精估算方式:每 1 标准杯约含酒精 14g,即相当于 340g 啤酒或 43g 蒸馏酒。

二、营养治疗原则

- 控制体重。
- 限盐,每日食盐摄入量 <5g。
- 补充优质蛋白质,优质蛋白质摄入量达到 30% 以上。
- 控制脂肪,选择低脂肪、低胆固醇食物。
- 补充充足的钾、钙,每天摄入足量的乳类食品,食用足量的新鲜蔬菜、水果。

- 限酒,每天饮酒量不超过 2 标准杯。

三、食物选择

增加全谷物和薯类食物摄入,粗细搭配。少食用或不食用加入钠盐的谷类制品,如咸味面包、方便面、挂面等。少食用或不食用高盐、高脂肪、高胆固醇的动物性食物,每天摄入液态奶。每日食用适量的大豆及其制品,少食豆豉、豆瓣酱、腐乳等。每日摄入新鲜蔬菜,深色蔬菜要占到总蔬菜量的一半以上;推荐富钾蔬菜,例如菠菜、莴笋叶、空心菜、苋菜、口蘑等。

优先选择富含不饱和脂肪酸的菜籽油、亚麻籽油、橄榄油、葵花籽油、玉米油等,不推荐饮用浓茶和浓咖啡。

第二节 冠心病营养治疗

冠心病全称冠状动脉粥样硬化性心脏病,冠状动脉是为心肌细胞供血、供氧的血管,如果发生粥样硬化、血栓、栓塞或血管发生痉挛等,管腔会狭窄甚至堵塞,血液循环受阻,进而使下游的心肌得不到充分的血液灌注,从而导致出现心肌缺血的症状。患者在支架植入或者冠状动脉旁路移植术后常有发生营养不良的风险,存在分解代谢增强、消耗增加、摄入量减少等问题。

一、营养代谢特点

(一)脂类

- 饱和脂肪酸会增加心血管疾病尤其是冠心病的发病率,因此,应控制膳食中的饱和脂肪酸摄入量低于总能量的10%。

- 单不饱和脂肪酸可降低血浆低密度脂蛋白和甘油三酯,并且不会降低高密度脂蛋白,因此,建议膳食中单不饱和脂肪酸的摄入量应占到总能量的8%~10%。
- 多不饱和脂肪酸可使血清中总胆固醇、低密度脂蛋白水平显著降低,并且不会升高甘油三酯。
- 反式脂肪酸的摄入量可使低密度脂蛋白水平升高、高密度脂蛋白降低,明显增加心血管疾病的危险性,建议反式脂肪酸摄入量应低于总能量的1%。
- 高胆固醇膳食可升高血清胆固醇,增加心脑血管疾病发生率。
- 建议膳食中的总脂肪摄入量占总能量的25%~30%。

(二)蛋白质

蛋白质摄入量增加至总能量的20%~25%可降低心血管疾病的发病率,增加膳食中的优质蛋白质比例可降低血浆胆固醇、甘油三酯、低密度脂蛋白,并可以升高高密度脂蛋白。

(三)膳食纤维

膳食纤维有调节血脂的作用,可降低血清胆固醇、低密度脂蛋白水平,摄入量与心血管疾病的危险性呈负相关。可溶性膳食纤维比不溶性膳食纤维的作用更强。

二、营养治疗原则

(一)摄入充足的蔬菜、水果

足量的蔬菜、水果可以补充维生素 C、维生素 B 族、膳食纤维等,叶酸等维生素可以降低血清同型半胱氨酸的水平,水溶性纤维能与胆固醇结合,使胆固醇的排出量增加。建议每日摄入 400~500g 新鲜蔬菜、水果。

（二）摄入充足的乳类、豆类及其制品

补充优质蛋白质和钙，大豆含有丰富的异黄酮、精氨酸，具有降低血清胆固醇和抗动脉粥样硬化的作用，每天摄入 25g 以上大豆及其制品可降低心血管疾病的发生风险。

（三）减少脂肪摄入

控制膳食中总脂肪含量及饱和脂肪酸的比例，少用油炸等烹饪方式，摄入充足的单不饱和脂肪酸，每周食用 1~2 次鱼类。

三、食物选择

该类患者全天主食除粳米、精白面以外，可搭配一定粗粮，例如荞麦、燕麦、玉米等，粗粮具有抗血管硬化、降胆固醇、预防脑细胞衰退的作用。适量食用肉、禽、蛋类，禁食肥肉、动物内脏、鱼籽、奶油、黄油、鱿鱼等。多食用新鲜蔬菜和水果等含维生素 C 的食物，可改善心脏功能和血液循环，例如芹菜、胡萝卜、韭菜等。

第三节　心力衰竭营养治疗

心力衰竭是由任何心脏功能或结构异常导致的心室充盈或射血能力受损的一组复杂临床综合征，主要临床表现为呼吸困难和乏力，以及肺淤血、外周水肿等。冠心病是心力衰竭的主要病因，其次是高血压。

一、营养代谢特点

心力衰竭患者常出现代谢紊乱，例如水钠潴留、离子紊乱、营养素利用障

碍等,慢性心力衰竭患者会出现营养不良症状,从而影响心功能、增加感染概率,热量摄入不足、厌食是慢性充血性心力衰竭患者营养不良的主要原因,这与长时间的低钠饮食及肠壁水肿导致胃肠运动减弱、恶心和营养吸收不良有关。

二、营养治疗原则

急性心衰患者发病 2~3 天时以流质饮食为主,应少食多餐,全天热量为 500~800kcal,每日给予蛋白质 25~30g,液体量 1000mL。根据病情好转可逐渐增加至全天热量 1000~1500kcal,每日给予蛋白质 40~50g。控制钠摄入,严格进行出入量管理,选择易消化食物,避免便秘,给予足够的维生素,特别是维生素 C 和 B 族维生素。

慢性心衰患者病程长,既要控制体重,又要预防营养不良性相关疾病,食盐摄入量控制在 2g 以内,能量一般给予 25~30kcal/kg 理想体重,液体量控制在约 1500mL,心衰症状明显时能量控制在 600kcal,出现肾功能减退时,液体量控制在 500~1000mL/d。

三、食物选择

心功能不全时,肝脏及消化系统淤血,消化能力弱,患者可以以半流质饮食和软食为主,选用好消化的食物。可选用软米饭、粥、面汤;各类豆制品以及蔬菜;鸡蛋每天一个,选择优质蛋白质及低脂肪食物,可每日进食豆浆,避免浓茶,饮水以白开水为主。

控制各种含钠量过高的食物,例如食盐、苏打、腌制食品、蜜饯干果等食品。

第四节　脑卒中营养治疗

脑卒中是急性脑血管病引起的局部脑功能障碍,具有发病率高、死亡率高、致残率高、复发率高的特点,好发于 50 岁及以上人群,临床表现为一过性或永久性脑功能障碍的症状和体征。常以突然发生的一侧肢体无力、笨拙、沉重或麻木,一侧面部麻木或口角歪斜,说话不清并伴意识障碍或抽搐等特征性表现,在城市居民死因中居首位。脑卒中可分为两大类,即缺血性脑卒中和出血性脑卒中,包括脑出血、脑血栓形成、脑栓塞、脑血管痉挛等。

一、营养代谢特点

动脉粥样硬化等血管病是导致脑卒中的主要原因,而动脉粥样硬化常与患者长期食用高能量、高脂肪(饱和脂肪酸、反式脂肪酸)、高糖类及缺乏其他营养素的不平衡膳食有关,长期不良的饮食习惯可引起动脉粥样硬化,进而导致脑卒中。

脑卒中是脑血管阻塞或破裂引起的脑血流循环障碍和脑组织功能或结构损害的疾病,可分为两类,包括缺血性脑卒中和出血性脑卒中。

二、营养治疗原则

(一)平衡膳食

选择多种食物,达到营养合理,以保证充足的营养和保持适宜的体重(18.5 $kg/m^2 \leqslant BMI < 24.0\ kg/m^2$)。每日推荐摄入:谷薯类、蔬菜类、水果类、肉类、蛋类、豆类、乳类、油脂类,做到搭配均衡。

（二）吞咽困难患者饮食

针对吞咽障碍的脑卒中患者,应该将固体食物改成泥状或糊状。固体食物经过机械处理使其柔软,质地更趋于一致,不容易松散,从而降低吞咽难度。脑卒中后部分吞咽障碍患者最容易误吸的是稀液体,在稀液体中增加增稠剂以增加黏度,可减少误吸,增加摄入量。

呛咳测试:当洼田饮水试验评分≥3 级,则存在吞咽困难。

- Ⅰ级:1 次顺利咽下 30mL 温水。
- Ⅱ级:2 次以上咽下,不伴呛咳。
- Ⅲ级:1 次咽下,伴呛咳。
- Ⅵ级:2 次以上咽下,伴呛咳。
- Ⅴ级:不能全部咽下,屡屡呛咳。

（三）能量及营养素推荐摄入量

1. 能量

脑卒中患者的基础能量消耗约高于正常人的 30%,建议能量摄入为 20 ~ 35 kcal/(kg·d),再根据患者的身高、体重、性别、年龄、活动度、应激状况进行调整。

2. 蛋白质

脑卒中患者的蛋白质摄入量至少为 1g/(kg·d),存在分解代谢过度的情况下(如有压疮时)应将蛋白质摄入量增加到 1.2 ~ 1.5g/(kg·d)。动物蛋白与植物蛋白比例为 1:1 左右。

3. 脂肪

总脂肪能量占每天摄入总能量的比例不超过 30%,对于血脂异常的患者,不超过 25%。饱和脂肪酸能量占每天摄入总能量的比例不超过 7%,反式脂肪酸不超过 1%。n-3 多不饱和脂肪酸摄入量可占总能量的 0.5%~2%,n-6 多不饱和脂肪酸摄入量可占总能量的 2.5%~9% 。

4.碳水化合物

在合理控制总能量的基础上,脑卒中患者膳食中碳水化合物应占每日摄入总能量的 50%~65% 。

5.维生素、矿物质

均衡补充多种维生素和矿物质,尤其是富含维生素 B_6、维生素 B_{12}、维生素C、叶酸、锌、硒等营养素的食品,预防维生素及微量元素的缺乏并降低患者的发病风险。

6.膳食纤维

脑卒中患者膳食纤维每日摄入量为 25g~30g/d,卧床或合并便秘患者应酌情增加膳食纤维摄入量。

7.胆固醇

限制胆固醇摄入,每天不超过 300mg,血脂异常患者不超过 200mg。

8.水

脑卒中患者每日最少饮 1200mL 水,对于昏迷的脑卒中患者可经营养管少量多次补充,以保持电解质平衡。

(四)并发症患者饮食注意事项

• 脑卒中患者合并糖尿病,应适量补充维生素 B_6、叶酸和维生素 B_{12},以降低患者同型半胱氨酸水平,随机血糖控制在 10mmol/L 以下。

• 脑卒中患者合并高血压,应低盐、低钠饮食,营养管理措施同普通脑卒中患者。

• 脑卒中患者合并脂代谢紊乱,建议给予含 n−3 多不饱和脂肪酸丰富的食物。

• 脑卒中患者合并神经病变,应适量补充叶酸、维生素 B_{12}。

• 脑卒中患者合并吸入性肺炎、应激性溃疡、吞咽障碍、肝性脑病,给予肠内营养或肠外营养。

三、食物选择

主食除精米、精面外,还应选择适量粗粮,优选低糖高膳食纤维的种类。禽肉类食物优选低脂肪、高优质蛋白且含丰富多不饱和脂肪酸的食物,如带鱼、鳗鱼、鳕鱼等。每日食用 1 个鸡蛋。脑血管疾病患者每日摄入足量蔬菜,以新鲜绿叶类蔬菜为主。不伴有高血糖的脑血管疾病患者每日摄入一定量水果。以植物油为主,不宜食用含油脂过高及油炸类食物,如肥肉、动物油等。每天摄入乳类食品,优选低脂奶、脱脂奶及其制品。

第五节　阿尔茨海默病营养治疗

阿尔茨海默病,俗称老年痴呆,是由神经退行性病变、脑血管病变、感染、外伤、营养代谢障碍等多种原因引起的一类疾病,患者在意识清醒的状态下出现持久的、全面的智能减退,表现为记忆力、计算力、判断力、注意力、抽象思维能力、语言功能减退,情感和行为障碍,以及独立生活和工作能力丧失。

全球约有 3650 万人患有痴呆症,每 7 秒就有 1 人患上此病,平均生存期只有 5.9 年,是威胁老人健康的"四大杀手"之一。

在中国,65 岁以上的老年人患病率高达 6.6% 以上,年龄每增加 5 岁,患病率增长 1 倍,3 位 85 岁以上的老年人中就有 1 位是老年痴呆。保守估计全国老年痴呆患病人数高达 800 万以上。

一、营养代谢特点

老年期有代谢功能的组织占总体组织的比例仅为青春期的一半,老年人总细胞量下降、脏器萎缩、肌肉萎缩、水分减少,在应激情况下容易发生脱水及电解质紊乱。人随着年龄增长,合成代谢降低,而分解代谢加强;基础代谢下降,而能量消耗降低。老年人胰岛素受体减少、结合能力下降,致使糖耐量降低、血脂增高;同时,老年人的消化、循环、泌尿、内分泌、生殖、感觉、运动、神经各系统功能衰退。老年人胸腺重量变小,细胞免疫和体液免疫功能均降低,使老年人对有害因素的抵抗力下降,衰老过程加快。

二、营养治疗原则

(一)总能量以维持理想体重为宜

保证能量摄入,具体摄入总量可根据机体的静息代谢率结合身体活动水平及体重增减目标计算获得。

(二)保证优质蛋白质的供给

动物蛋白质应占蛋白质总量的50%,如以素食为主,则应补充大豆及豆制品,大豆含有丰富的异黄酮、皂苷、低聚糖等活性物质。

(三)减少脂肪和糖类食品的供给

脂肪的供给量控制在总能量的20%~25%为宜,每天宜摄入50~60g,包括食品中所有的油脂和烹调用油。应以含亚油酸丰富的大豆油、玉米油、芝麻油等植物油来代替动物油。胆固醇每天摄入量应控制在300mg以内,不能过分限制,以免影响其他营养素的吸收。胆固醇过低还会影响组织的修复和免疫功能。糖类应控制在占总能量的60%~65%,特别要减少只增加能量的糖类的摄入。

(四)增加维生素和矿物质摄入

维生素C和维生素E为天然抗氧化、抗衰老保护剂,B族维生素是代谢的一组重要辅酶,均应增加供给。食用胆碱和烟酰胺丰富的食物,可能对阿尔茨海默病有帮助。含胆碱丰富的食物包括蛋黄、动物肝脏、大豆、麦麸、干酪、大麦、玉米、大米、小米、啤酒酵母等。胆碱的参考摄入量,每日为500mg。含烟酰胺丰富的食物有动物肝脏、动物肾脏、瘦肉等。有研究对数百名已确诊为阿尔茨海默病的患者进行血液测定时发现,这些患者血液中高半胱氨酸的含量特别高。有研究认为,阿尔茨海默病很可能系体内某些生化物质的代谢异常所致。由于叶酸与维生素 B_{12} 能降低体内高半胱氨酸含量,故补充叶酸及维生素 B_{12} 可能有助于防止阿尔茨海默病的发生。同时,减少钠的摄入量,适当增加钙、铁、锌的供给量。

三、食物选择

合理膳食,实行低盐、低脂饮食。减少钠盐摄入,每日不超过 5g 为宜,少食用含钠盐高的腌制品和调味品,包括食盐、酱油、味精、咸菜、咸鱼、咸肉、酱菜等。减少脂肪的摄入,特别是减少动物脂肪的摄入。适当增加钙、铁、锌等供给量。养成良好的饮食习惯,增加餐次,少量多餐。不能进食者要加强喂养,以易消化的流质、半流质膳食为主,甚至鼻饲供给。

大豆含有丰富的异黄酮、皂苷、低聚糖等活性物质,有研究发现大豆异黄酮很可能对灵长类动物大脑中的"淀粉样蛋白"(阿尔茨海默病的主要病因)的产生有强力干扰作用。大豆异黄酮的化学性质极为稳定,无论炒、煮、炖均不会破坏其结构,也不会影响其效果。所以常食大豆类食品不仅可以摄取充分的植物蛋白,预防高脂血症、动脉硬化,还有抗癌及预防阿尔茨海默病等功效。

食物烹调注意色、香、味,并增加餐次,少量多餐,不暴饮暴食。增加膳食纤维丰富的食物,并摄入足够量的水,防止便秘。不要饮酒、浓茶及浓咖啡等饮品。

第六章　心血管外科手术的营养治疗

第一节　围术期营养治疗原则

围术期是指从患者决定手术治疗开始至康复出院的全过程,包括术前、术中和术后,围术期合理的营养支持能减轻患者分解代谢状态和瘦体组织丢失,有助于患者恢复、减少并发症的发生、缩短 ICU 时间及住院时间,以及改善临床结局(见彩插图 13)。

一、术前营养筛查与评估

患者入院 24 小时内需进行营养风险筛查,根据结果进行营养评估、诊断。筛查与评估是制订营养干预方案的首要条件,营养不良的住院患者术后并发症发病率更高。相关研究发现术前存在低蛋白血症的患者,术后发生切口感染、住院时间延长、再入院概率明显上升。

二、术前营养

中、重度营养不良的患者应在术前给予 7～14 天的营养干预,对于存在较高营养风险、不能经口进食时间超过 7 天或不足目标量 60% 的患者,也应给予营养支持,首选口服营养补充或肠内营养。

围术期患者的能量目标设定为 25～30kcal/(kg・d),若 BMI > 30kg/m² 的

肥胖患者,能量推荐量为目标需要量的70% ~80%。蛋白质目标需要量需要达到1.5 ~2.0g/(kg·d)。

根据围术期相关指南建议患者一般在术前12小时开始禁食,同时开始间断性饮用12.5%碳水化合物溶液800mL,在术前2~3小时再饮用400mL,这种方法可以缓解术前口渴、饥饿、焦虑等感受,并且可以明显降低术后胰岛素抵抗发生率。

对于存在胃排空延迟或者误吸风险的患者,需要麻醉医师进行相应的个体评估。

三、术后营养

术后无法经口进食的患者,应在术后24小时内开始肠内营养支持,术后营养支持首选肠内营养,若喂养时间 >4周,建议使用胃/空肠造口置管。若存在不可进行肠内营养的指征,应该尽早给予肠外营养;若肠内营养摄入量不足目标量的60%,应该联合肠外营养。

四、围术期便秘的临床治疗

便秘是消化系统的一个常见症状,尤其是术后卧床患者或老年患者出现胃肠功能紊乱时,严重时不仅影响患者康复质量,而且有可能引发心脑血管风险事件,尤其需特别关注的是心肌梗死和脑出血患者。

(一)便秘的概念

如果患者每周排便少于3次,或排便习惯较原来明显延迟,粪便坚硬而不易排出,排便时非常费力,即称为便秘,如果以上症状超过6个月则为慢性便秘。便秘原因复杂,从病因学上分为功能性便秘、器质性便秘和药物性便秘,临床上需予以鉴别。排除器质性和药物性因素,如为功能性便秘,及时的药物治疗和营养干预可起到事半功倍的长期效果。

(二)营养治疗原则

1. 食物多样化,增加膳食纤维

适用于膳食纤维摄入不足、饮食过于精细引发的便秘,常用膳食纤维素为 $25\sim35g/d$,日常多摄入蔬菜、魔芋等高纤维食物。

2. 保证饮水量

每天 2000mL 水量,建议晨起空腹一杯淡盐水。

3. 增加维生素 B_1 摄入量

维生素 B_1 可以促进肠蠕动,也可多食用粗粮、豆类。

4. 微生物制剂

益生菌类制剂(乳酸杆菌、双歧杆菌等)、枯草杆菌二联活菌肠溶胶囊等,防止有害菌的定植和入侵,发酵糖产生大量的有机酸,使肠腔内 pH 值下降,调节肠道正常蠕动,改变肠道微生态环境,改变粪便性状以有利于粪便排出,益生元也可改善肠道环境有助于改善便秘。

5. 康复运动

每天步行 6000 步以上,锻炼腹部肌肉,增加提肛运动。建立良好的排便习惯,建议患者晨起或餐后 2 小时内尝试排便,每次大便时间不宜过长(<10 分/次)。

6. 精神心理治疗

慢性便秘与身心疾病存在相关性,心理紊乱可与之互为因果,相互促进,65% 慢性便秘患者存在心理紊乱,如焦虑、恐惧、抑郁、睡眠障碍、泻药依赖等,针对这群患者应给予相应的心理辅导治疗或精神药物治疗。

7. 物理治疗

可使用灌肠或开塞露、甘油栓等润滑性肛栓剂,多用于急性便秘,有软化粪便、刺激排便的作用,但不能长期使用。

8.必要时可采用药物治疗

如果便秘问题严重,其他治疗方式效果不佳,可以应用相关药物进行治疗,如大黄、泄叶、香丹清及促动力药普芦卡必利等。

五、粪菌移植

人类肠道中定制着数量丰富、种类繁多的菌群,协助营养吸收,促进结肠上皮的成熟和保护免受病原体侵害,胃肠道内存在 300～500 种细菌,每克粪便中细菌细胞数量可达 1000 个,肠道菌群可以被称为微生物器官。

粪菌移植是指将健康人群粪便中分离得到的功能菌群移植到患者的胃肠道,通过重建患者肠道菌群而实现对疾病的治疗。我国以粪便治病的历史悠久,早在晋代葛洪的《肘后备急方》中就有记载用粪汁治疗食物中毒和腹泻。

肠道细菌大多数为绝对厌氧菌,主要包括双歧杆菌属、真杆菌属、乳杆菌属、消化链球菌属、普氏菌属、瘤胃球菌属等。当肠道菌群遭到破坏时可引发多种疾病肠内疾病,还可以引起自身免疫性疾病、抑郁症、肥胖症、自闭症、过敏性疾病、肿瘤等。因此,能用粪菌移植治疗的疾病也越来越多。

对于外科术后患者,当大量使用抗生素、出现严重的炎性反应或胃肠反应时,可考虑使用粪菌移植。尤其是大量使用抗生素时,人体的多种黏膜防御机制维持肠腔内肠道微生物群的区室化,抗生素治疗可能会削弱这一防御屏障,导致上皮细胞和微生物群黏液层的破坏。肠道共生菌群移位造成的系统性感染的最后一道防线便是黏膜免疫,粪菌移植可以通过提供上皮细胞再生所需的必要信号、产生黏液和抗菌肽来修复肠道屏障,并通过提供的肠道共生菌群产生 IL－10、IL－25、IL－33、TSLP,使其发挥抗炎作用。

粪菌液制备常用方法为:在无菌条件下,将 6 小时内 >50g 的供者粪便用无菌生理盐水稀释,搅拌成浆状;滤出粪便浆中较大颗粒物;转运至实验室,将粪便浆在氮气生物工程橱内进行称重,并在匀浆器中进一步匀质处理,经0.25mm的不锈钢滤网过滤2～3次,以除去未吸收的食物残渣和小颗粒物质;将浆液离心15分钟(6000r/min),将沉淀再悬浮于生理盐水中,得到几乎无色无味的约500mL粪菌液;获得的新鲜粪菌液可直接移植或加入无菌甘油后置于－80℃冰箱保存1～8周。粪菌移植可通过鼻胃管、鼻空肠管、胃镜、结肠镜或灌肠途径来进行。将粪便进行干燥制成胶囊也是一种新的方案,口服胶囊可降低侵入性治疗相关的风险,如上消化道内镜检查、结肠镜检查和鼻肠管造成的肠黏膜损伤和灌肠造成的直肠脓肿等。

第二节　冠状动脉旁路移植术营养治疗

冠状动脉粥样硬化性心脏病是冠状动脉血管发生动脉粥样硬化病变而引起血管腔狭窄或阻塞,造成心肌缺血、缺氧或坏死而导致的心脏病,常常被称为"冠心病"。临床上当患者出现多条冠状动脉堵塞、狭窄时,可进行冠状动脉旁路移植术(又称"冠状动脉搭桥术")。

一、术前营养

冠状动脉搭桥患者术前饮食应定时、定量和少食多餐,采用低脂肪饮食,控制体重,以减轻心肌耗氧量。一日4～5餐,每餐八分饱,根据身高、体重计算每日所需热量,多摄入含蛋白质和维生素丰富的食物,利于术后恢复。糖尿病患者应严密监测血糖和尿糖。

宜选择的食物有含纤维素较多的碳水化合物、富含维生素C的新鲜蔬菜和水果、含维生素E多的食物及高蛋白低脂肪食物等。建议少食用或不食用含脂肪高的食物、含胆固醇高的食物、含糖量高和热量高的食物、刺激性的食物,还应适当限制食盐的摄入量,每天应少于5g。

二、术后营养

患者接受冠状动脉搭桥术后,机体会发生一系列的代谢变化,造成胰岛素分泌减少、肾上腺皮质激素分泌增加等情况,从而引起身体代谢合成的变化,一般患者术后静息能量代谢增加20%,机体蛋白质、脂肪分解代谢增加,蛋白质合成降低。

● 对存在较严重营养不良或高营养风险的患者,可在术前给予1周的营养支持,包括口服营养补充,可纠正或改善患者的营养状态,提高患者术后的恢复速度和麻醉的耐受能力,并降低术后并发症的发病率。

● 术后患者在血流动力学稳定后,即可开始早期肠内营养,对于有术后并发症而不能利用肠道的患者或1周内供给量不足需要量60%的患者,可选择肠外营养支持。

● 营养素供给原则:能量供给量为 25~30kcal/(kg·d),脂肪供给量为 0.8~1.0g/(kg·d),蛋白质供给量为 1.2~1.5 g/(kg·d),低脂肪、低盐(<5g/d)、低胆固醇(<300mg/d)、充足的维生素和微量元素、充足的膳食纤维(25~30g/d)。

● 若正常饮食无法满足每日能量需要,可添加口服营养补充或胃管鼻饲食物匀浆。

● 常用的肠内营养制剂包括:①根据氮的来源分为氨基酸型、短肽型、整蛋白型;②根据营养素种类分为平衡型、疾病适用型、营养组件型;③对于经口能量摄入不足的患者,一般选用平衡型或者疾病适用型。如果患者肠道功能弱,可选用短肽型或平衡型。

若患者能量摄入正常,只需要补充某种营养素,可选用营养组件型,例如蛋白粉、膳食纤维、铁剂等。

三、康复期营养

在平衡膳食的基础上,控制总能量的摄入,尽量保持理想体重。食物应多样化,以谷类为主,粗细搭配,每天尽量保证摄入 50~75g 粗粮。保证充足的优质蛋白质摄入,每天适量摄入鱼、瘦肉、鸡蛋、低脂奶;每周食用两次鱼类,每次150~200g。控制饱和脂肪酸和胆固醇的摄入,尽量减少肥肉、奶油、动物内脏的食用,每日烹调油用量控制在 20~25g,尽量选用橄榄油、菜籽油等。少食用反复高温煎炸的食物。保证摄入充足的单不饱和脂肪酸和多不饱和脂肪酸。控制钠的摄入量,食盐用量不超过 5g。保证充足的膳食纤维摄入,每天摄入25~30g 膳食纤维。

第三节　心脏瓣膜病营养治疗

心脏瓣膜病可导致心衰或猝死。根据发病位置,心脏瓣膜病可分为二尖瓣疾病、主动脉瓣疾病、三尖瓣和肺动脉瓣疾病、联合瓣膜病。

一、术前营养

心脏瓣膜病患者在手术前应保持平衡膳食模式,按照《中国居民膳食指南》选择食物种类与数量。

术前进行营养状况评估,若存在营养不良情况应给予及时纠正,对于超重或肥胖的人,不可减重过快,避免发生高尿酸血症、糖脂代谢紊乱等问题。

二、术后营养

（一）均衡饮食

术后饮食应少食多餐,控制脂肪摄入,选用优质蛋白质食物,避免负氮平衡,多食用蔬菜、水果,保持排便通畅。

（二）控制钠的摄入

盐的摄入会加重心脏负担,一般每日食盐用量为 3～5g。烹饪方式尽量选择蒸、煮、拌等清淡方式。

（三）抗凝饮食

抗凝治疗的患者,需要保持稳定的饮食结构,避免大量摄入干扰药效的食物。抗凝食物包括燕麦、紫薯、西红柿、葡萄、沙丁鱼、黑豆等

三、康复期营养

保持食物多样化,平衡饮食,选用富含优质植物蛋白的豆类及其制品;富含膳食纤维的粗粮,如玉米、小米、高粱等;富含维生素、矿物质及膳食纤维的新鲜蔬菜、水果;富含特殊成分,有降脂、降压作用的海带、香菇、木耳、洋葱、大蒜等。少食用动物油脂、油炸食品及过咸、过甜的食品,如咸菜、大酱、食用糖、蜂蜜等。

终身控制体重,减少对心脏的负担。定期检测体重变化,条件允许的情况下,进行体成分监测,控制脂肪、肌肉及水分的含量和分布。

第四节　心脏移植营养治疗

心脏移植前患者的心肺能量代谢增高会引起高代谢,心功能衰竭造成胃肠黏膜充血、吸收不良,可导致患者营养不良,造成心源性恶病质,所以营养支持尤为重要。

一、术前营养

心脏移植患者术前能量按照 20~25kcal/(kg·d)供给,蛋白质按照 1g/kg供给。限制饮食中钠盐的摄入量,每天摄入量为 2~3g。B 族维生素、维生素 C可保护心肌,可适当补充。患者应当选用细软易消化饮食,必要时可食用流质、半流质饮食及软食。每日餐次为 4~5 次,避免每次进食过多引起胃扩张及横膈上升,影响心脏活动。根据血电解质、病情和使用利尿剂的情况随时调整饮食中钾的供给。能量摄入困难时,可给予静脉营养。

二、术后营养

术后由于心脏移植术中低灌注导致消化道灌注不良,术后低心输出量、低蛋白症状及电解质代谢紊乱等综合征都可诱发胃肠功能减退。术后应尽早开启肠内营养治疗。

器官移植患者术后常应用皮质类固醇,易引起高脂血症,故要控制胆固醇摄入,同时增加不饱和脂肪酸(n-3 脂肪酸含量高的食物为宜)的摄取。饮食上要注意增加钙及维生素 D 的摄入。同时注意钾和钠的补给不宜过高,防止造成钠潴留、高血压及高钾血症。饮食上避免进食刺激性大的食物,给予易消化的食物。进食要有规律,少量开始,逐步增加,并根据患者的口味合理安排饮食。

三、康复期营养

康复期合理选择主食,粗、细粮搭配。建议每天 2 份粗粮,粗粮可选择燕麦、荞麦、玉米、小米等。少摄入纯糖食物及其制品,如糖果、蜜饯及可乐等碳酸饮料。

控制脂肪与胆固醇的摄入,适度摄取蛋白质,合理选择动物性食品。控制富含饱和脂肪酸和胆固醇的食物,如肥肉、动物内脏、鱿鱼、墨鱼等,肉类尽量选择瘦肉,去油去皮,建议每周吃 2 次水产品;乳类食品可选择低脂或脱脂的牛奶代替全脂的牛奶,每天 250mL;高胆固醇血症者,蛋黄 1 周内摄取不超过 2 个;可用大豆及其制品来代替部分肉类,有利于降低胆固醇。此外,烹调菜肴时,尽量不用动物油,如猪油、牛油、羊油等,可交替使用橄榄油、茶油或花生油等植物油,每日用油量以 20 ~ 25g 为宜。

多摄入富含维生素、无机盐的食物,多食用水果和蔬菜,蔬菜还可增加饱腹感,利于减少能量的摄入,最好每天进食新鲜蔬菜达 500g 以上,并注意增加深色或绿色蔬菜比例。可适当食用水果,应选择含糖量较低的水果,如橙子、苹果、猕猴桃、樱桃等。

每人每天盐的摄入量控制在 3 ~ 5g,戒烟限酒,养成规律良好的饮食习惯,每餐进食以八分饱为宜。

第五节　人工辅助心脏手术营养治疗

实施左心室辅助装置植入术(LVAD)的患者,往往因长期严重充血性心衰导致营养状况较差,手术后应激期可能发生多器官功能和代谢紊乱,以及各种急、慢性并发症,需要个体化营养支持以调整代谢紊乱,纠正负氮平衡。出院后患者的某些饮食和生活习惯也需长期改变,以配合药物治疗和改善机体健康状况,预防心血管疾病复发。

一、术前营养

如病情允许,所有患者术前都应进行 NRS－2002 营养风险筛查,如≥3 分则表示存在营养风险,需要进一步营养状况评估和诊断。如有条件可进行人体成分分析检测,从而获得患者体脂含量和肌肉含量,并通过体内水分的测量判断是否存在水肿及其严重程度,以为临床利尿治疗提供指导和参考。

营养不良和低体重患者应给予高热量、高蛋白、高维生素饮食,结合患者当前食量、营养和心功能状况,计算每日所需能量和营养素的摄入量,设计食谱。如经口饮食摄入不足,可给予口服营养制剂补充,在短期内尽可能将各项营养指标提升至正常范围内或接近正常,增加脂肪储备并提高免疫力,以利于增强手术耐受力和减少术后感染发生率。

二、术后营养

术后 24 小时内顺利脱机拔管者,4～6 小时后可开始进食流质或半流质饮食;术后 24 小时未能脱机者,在生命体征平稳(血流动力学、呼吸功能稳定)的状态下,入 ICU 24～72 小时内可启动肠内或肠外营养支持。

术后应激期营养支持能量一般以 20～25kcal/kg 开始,建议供热比为蛋白质 10%～20%、脂肪 25%～35%、碳水化合物 55%～65%,代谢状态稳定后逐渐增加到 25～30kcal/kg,病程较长或并发感染、行肾脏替代治疗等能量消耗较大的患者,可给予 30～35kcal/kg,并密切观察各脏器功能变化和内环境的稳定。

肠内营养最好采用连续性泵输注的方式,初期应遵循低渗、少量、慢速的原则,从 15～20mL/h 开始,每日连续输注 16～24 小时,根据胃肠道吸收情况调整滴速,逐渐增加至 75～100mL/h。对于重症呼吸窘迫的患者,如需要进行长时间俯卧体位治疗,可在严密的护理监护下,保证上半身抬高约 15°以持续进行肠内营养液的匀速滴注。

三、康复期营养

患者进入恢复期后,由术后感染、发热、机械通气等造成的能量消耗和分解代谢增加,术中出血和术后引流、呕吐、创面渗出等含氮体液丢失,因此需要尽快改善营养状况,促进创面愈合和体力恢复。饮食应提供充足能量、优质蛋白质及丰富维生素和微量元素,一般为 25 ~ 35kcal/kg。供热比为碳水化合物55%~65%、脂肪20%~30%,蛋白质摄入量为 1.2g ~ 1.5g/kg,选用优质蛋白占总蛋白50%以上。因利尿和限液治疗,患者往往出现口干、口渴现象,喜食稀食类或饮料等,应详细记录和控制液体摄入量以防容量过多,亦可采取口服营养制剂或在饮料中添加营养粉剂等方法提高摄入的能量密度。适当补充膳食纤维和益生菌,防止发生便秘或肠道菌群失调。另需注意与华法林效用相关的食物种类,在食谱中应合理安排。

人工心脏术后营养经典病例

患者,男性,19 岁,185cm,39kg。入院时全身脏器衰竭,终末期心衰,存在肺部感染、真菌感染、血性感染等多重感染,并存在肠道菌群失调、胃肠功能瘫痪,胃部极度扩张,入院时无法正常进食,仅能摄入少量流质。

营养师从术前即开始进行营养风险筛查、营养评估,肠内、肠外及经口膳食配合使用,给予营养支持。术后通过菌群移植重新建立肠道菌群,为其后续的恢复提供了良好的微生态环境,最初通过鼻空肠管,选择合适的短肽类营养制剂,从微量开始,缓慢增加摄入量,并添加益生菌、谷氨酰氨、膳食纤维等有益于肠道功能恢复的物质,逐渐将静脉营养转化为肠内营养,然后再从米糊开始,逐渐增加经口饮食的品种和摄入量,平均能量给予可达到50kcal/kg。患者从术后只能由鼻管吸收营养,到出院前能全部经口摄入,能量可达到每天 2000 ~ 2300kcal,体重也从39kg 增长到51kg。

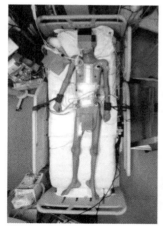
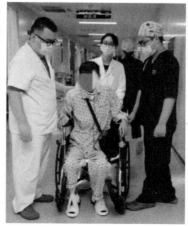
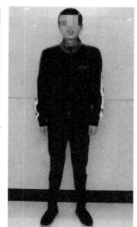

术后第2天　　　　　　　　术后康复期　　　　　　　　出院时

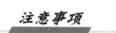

注意事项

应用华法林药物时的饮食管理

华法林是典型的口服抗凝药,常用于心房颤动、心机械瓣置换术后,华法林为口服的维生素 K 拮抗剂,通过抑制肝脏环氧化物还原酶,干扰维生素 K 依赖性凝血因子 Ⅱ、Ⅶ、Ⅸ、Ⅹ 的羧化,使这些凝血因子无法活化,仅停留在前体阶段,而达到抗凝的目的。因多种食物与华法林之间存在相互作用,所以服药期间要注意相对固定食物摄入的种类和数量。

服用华法林后不要突然改变饮食习惯,不要突然多摄入增强华法林作用的食物,如芒果、鱼油、葡萄柚、木瓜、大蒜、酸果蔓汁,也不要突然多摄入减弱华法林作用的食物及含大量维生素 K 的食物,如菠菜、油麦菜、芥菜等,以及日常比较常见的圆白菜、西芹、香菜、西兰花、莴苣、生菜、菜花、萝卜缨、黄豆、蛋黄等食物。

口服华法林进行抗凝治疗时,应尽量保持饮食习惯的稳定,不必过分严格限制日常饮食,无须避免食用高维生素 K 类食物,但也不要突然大量增加或减少上述食物的摄入量。最重要的是要定期复查凝血功能,关注凝血酶原时间及国际标准化比值。

第六节　心脏病术后乳糜胸的营养治疗

心脏病术后乳糜胸是心脏外科手术的并发症之一,发生率为 0.2%～0.5%。儿童先天性心脏病术后乳糜胸发生率可达到 2%。乳糜胸是由流经胸导管的淋巴乳糜液外漏并积存于胸腔造成的。

一、营养治疗原则

乳糜胸患者长期大量丢失乳糜液可出现营养不良、代谢紊乱、免疫功能障碍等。为避免严重的营养不良和免疫功能降低,患者必须补充每日所丢失的营养成分了。以乳糜液的引流量为判定标准,每日引流量≤20mL/kg 的患者给予高中链甘油三酯饮食;>20mL/kg 给予禁食,并全肠外营养支持 7～10 天;治疗无效则采用手术结扎胸导管,随后禁食、肠外营养支持 3 天。

乳糜胸患者的经口饮食要求低脂、低钠、高蛋白及高碳水化合物饮食,用中链甘油三酯作为脂肪的主要来源,以减少乳糜液。食材可选用粳米、面粉、脱脂奶、水果、薯类、蔬菜、蛋清、鱼肉、虾仁,可使用椰子油替代植物油。可经口补充中链甘油三酯营养组件、低脂型营养补充剂等,婴幼儿乳糜胸可选用高中链甘油三酯(中链甘油三酯比例>85%)的配方奶粉作为主要食物,不可食用食材为各种肉类、蛋黄、坚果、豆制品、各种含脂肪零食及除椰子油之外的其他油脂。

二、饮食注意事项

● 主食:可选择馒头、稀饭、米饭、面条等无油主食;还可选择芋头、红薯、山药、土豆等粗粮,可配糖一起食用。

● 副食:注意选择低脂优质蛋白食物,如脱脂牛奶、鸡蛋清、低脂鱼类和禽类(去皮鸡肉、虾、鲈鱼等)、豆制品,蔬菜、水果自由选择。

● 蛋白粉:对于一些营养状况欠佳的患者,为了控制饮食脂肪摄入,同时快速提高蛋白水平,促进伤口愈合,必要时应用蛋白粉作为营养补充。

● 零食:尽量选择 0 脂肪零食,建议少食用外购加工食品。

● 饮水:以白开水为主,亦可选择淡茶、果汁等。

● 禁忌:高脂肉类(如牛肉、羊肉、五花肉等)、肉汤、纯牛奶、普通酸奶、豆浆、植物油、黄油、奶油、猪油等。

第七章　先天性心脏病儿童的营养治疗

第一节　先天性心脏病儿童能量代谢特点

先天性心脏病(简称"先心病")是胚胎时期心血管发育异常而造成的畸形,我国每年新增先心病患儿约16万。先心病患儿由于存在心脏畸形,一般都会伴随着出现心功能不全及肠道功能紊乱等情况,从而导致患儿营养摄入减少、各种营养素吸收减少,所以先心病患儿更容易处于营养不良状态(见彩插图15)。不同类型的先心病对生长发育的影响也不同,非发绀型先心病会引起体重增长不良,如果存在肺动脉高压,也会影响身高的增长;发绀型先心病可能造成患儿生长发育迟缓,如果同时存在低氧血症伴随充血性心力衰竭,对生长的影响更大。

一、营养不良比例高

先心病患儿,特别是合并有高危因素的患儿,营养不良发生率较高。虽然绝大部分先心病患儿均能够足月出生,并且出生体重正常,但由于疾病原因,随着患儿年龄的增长,患儿会出现逐渐落后于其他同龄儿童身高、体重的现象,大多数会低于同龄同性别正常儿童1~2个标准差,先心病患儿营养不良发生率约为20%。

二、高代谢状态

患儿术后的能量需求及各种营养素需求变化较大,但是术后常常会出现膳食摄入不足、限制入量、感染、术后并发症等现象,会加重患儿营养不良比例及其死亡率。儿童心脏手术复杂、难度大,机体代谢率上升,能量消耗增加,术后患儿的静息代谢可达到 40~70kcal/kg,因此先心病患儿能量需要量明显高于普通儿童,先心病患儿能量代谢的 Meta 分析表明,该类患儿每日能量消耗比健康儿童高 35%,但是对糖和脂类的不耐受性增加。

三、蛋白质高需求

在急性期,机体会分解蛋白质补充氨基酸池,促进糖异生作用,会导致负氮平衡,足量蛋白质对于先心病患儿的生长发育和伤口愈合至关重要,婴幼儿蛋白质给予量可达到 2~3g/kg,早产儿可以达到 4g/kg,以避免负氮平衡,促进组织修复。

第二节　先天性心脏病儿童术前营养

膳食摄入不足是造成营养低下的主要原因之一,可导致儿童生长发育受到影响,甚至会出现一种或多种营养素的临床缺乏症状。合理的营养干预对患儿的手术康复、之后的生长发育有着重要的意义,相关研究表明当术前患儿血清白蛋白浓度 <3g/dL 时,患儿在术后住院治疗的时间就会大大延长,术后的感染率和患儿死亡率同样也会大大增加。

营养干预的原则包括:①解除危及生命的疾病;②调整饮食结构及摄入量;③改善肠道功能,促进消化吸收。术前营养筛查显示已经存在营养不良的患儿,临床医师应该及早对其进行营养干预。

一、总能量确定

先心病患儿能量需要量:足月儿为 105~130kcal/(kg·d),早产儿为 110~

135kcal/(kg·d),低体重初生儿可达到150kcal/(kg·d),营养诊断为中重度营养不良的3岁以内患儿,每天能量目标量为140~150kcal/kg(实际体重)或110~120kcal/kg(理想体重),肠外营养通常是肠内营养推荐热量的70%~80%,因为肠内营养额外需要食物特殊动力学效应的能量消耗。

二、经口膳食

先心病患儿围术期建议使用高能量奶粉(100kcal/100mL),6月龄以下患儿以母乳及高能量配方奶粉配合使用,6月龄以上患儿除了应用高能量配方奶粉外,还需要搭配相应年龄段的辅食。为实现追赶性体重增长,蛋白质含量可达到3g/100kcal,但不超过4g/(kg·d)。

三、肠内营养

先心病患儿首选经口饮食,如果患儿存在吞咽困难或合并胃食管反流,可选择经鼻胃管饲肠内营养,常见儿童特医配方奶粉见表7-1,新生儿肠内喂养液量及喂养速度见表7-2,如果是早产儿需要提高至110~135kcal/(kg·d)。

表7-1 常见儿童特医配方奶粉

制剂名称	小佳膳 (标准配比/100mL)	小佰肽能 (标准配比/100mL)	纽荃星 (标准配比/100mL)	蔼儿舒 (标准配比/100mL)
配方特点	整蛋白 高能量	短肽 高能量	整蛋白 高能量	短肽 低渗透压
适用年龄	1岁以上	1岁以上	0岁开始	0岁开始
能量(kcal)	100	100	100	67.5
蛋白质(g)	3.1	3	2.6	1.8
脂肪(g)	4	3.8	5.4	3.4
碳水化合物(g)	13.2	13.8	9.9	7.5

表7－2　新生儿肠内喂养液量及喂养速度

出生体重(g)	间隔时间	开始用量 mL/(kg·d)	添加速度 mL/(kg·d)	最终喂养量 mL/(kg·d)
＜750	q2h	＜10×1周	15	150
750～1000	q2h	10	15～20	150
1000～1250	q2h	10	20	150
1250～1500	q3h	20	20	150
1500～1800	q3h	30	30	150
1800～2500	q3h	40	40	165
＞2500	q4h	50	50	180

四、肠外营养

术前尽量选择经口喂养及肠内喂养,若肠内营养不能供应充足,可以根据患儿情况酌情补充肠外营养。

第三节　先天性心脏病儿童术后营养

一、喂养时机

患儿在拔管4～6小时后,便可以进行肠内喂养,最好是用母乳喂养,母乳对于患儿的消化功能和免疫力有着不可替代的作用,无母乳时可使用标准配方营养奶粉或短肽特医奶粉喂养;第2天适当增加浓度,患儿消化良好后即增加浓度到1kcal/mL,使用高浓度奶粉喂养存在营养不良的患儿,可以实现其追赶生长,术后患儿在未进食前建议酌情给予适当的肠外营养支持,较多研究表明,营养不良的先心病患儿通过高能量特医奶粉的干预,营养状况明显好转。为减少心脏负担,建议少食多餐,管饲喂养患儿可采用重力滴注方法,以减轻肠胃负担。

二、能量及蛋白质总量确定

术后 1 岁以下患儿摄入热量推荐为 100 ~ 120kcal/（kg·d）,1 ~ 6 岁患儿为 75 ~ 90kcal/（kg·d）,7 岁以上患儿为 60 ~ 75 kcal/（kg·d）,术后患儿蛋白质需要量为 1.5 ~ 3.0g/kg。

三、经口膳食

先心病患儿术后应少食多餐,以减轻心脏负担,避免消化不良,有利于术后体重恢复。

先心病患儿术后对营养的需求不仅要维持其生长发育,还需要促进伤口的愈合及恢复。营养不良的患儿术后发生并发症风险增高,会延长病程。然而,先心病术后会限制液体量摄入,较难保证给予患儿足够的营养支持,因此,应适当增加能量密度及营养密度,食物尽量选择软烂、易消化食物。

三大营养素的供能比可以控制在:蛋白质:碳水化合物:脂肪 = 15:50:35。非蛋白热卡:氮 > 150:1。

四、肠内营养

患儿术后血流动力学稳定并且拔管 6 小时后即可以使用肠内营养,若经口摄入不足持续 3 ~ 7 天,也应增加肠内营养,但对于营养不良等能量储备不足的患儿,应尽早进行营养干预。

先心病患儿手术后肠内营养可先从小分子量、易于消化吸收的配方少量开始,逐渐增量并过渡至大分子整蛋白。对病情危重患儿,在主要经肠外营养支持时,可每天为患儿提供 4~20kcal/kg 的肠内营养支持,这将有助于患儿降低血清胆红素水平,降低胆汁淤积的发生率,维持肠道的正常生理功能,增加后续喂养的可接受度及加快康复。

首次喂养可选温水或 5% 葡萄糖溶液,若无呛咳,2 小时后依据患儿术前进食习惯可给予母乳、配方奶粉等。

婴幼儿管饲喂养常用的方法有间歇推注、间歇输注和连续输注三种。连续输注的适应证包括:胃食管反流、胃排空延迟、胃肠动力不足、吸收障碍或间歇喂养不耐受。如果出现呕吐、腹胀、腹泻等症状,或胃潴留量大于每小时滴注量的 2 倍时,应当减缓喂养速度或喂养的增加速度。心脏修复手术后,患儿能量的需要高于平均水平的 10~15kcal/kg。要逐渐增加,以免加重患儿的心脏负担。对于体重增加不理想的患儿,可增加能量密度,可以达到 1kcal/mL。

由于部分先心病患儿术前存在肠功能不良,要特别注意术后肠内制剂和药物的渗透压,注意患儿血生化的改变。

五、肠外营养

若术后患儿无法耐受肠内营养,或肠内未达到需要量 5 天以上,考虑肠外营养。肠外营养所需能量 =(1 - 肠内摄入热量/肠内推荐热量)× 肠外推荐热量。使用肠外营养时注意生化指标的监测,随时调整肠外配方,婴幼儿肠外营养推荐量见表 7 - 3。当肠外营养液配方渗透压超过 900mOsm/L 时,应采用中心静脉置管途径。当应用氨基酸时,<3 岁婴幼儿推荐使用小儿专用氨基酸,>3 岁的儿童可以使用成人配方,氨基酸初始量从 0.5g/kg 开始,使用过程中监测患儿肝功能和肾功能,之后可以每天逐渐增加用量,最终最大使用量不超过 3g/kg。脂肪乳使用从每天 0.5g/kg 开始,之后可以每天逐渐增加用量,最终最大使用量不超过 4g/kg。葡萄糖使用从每天 5g/kg 开始,最终最大使用量不超过 25g/kg,婴儿葡萄糖摄入不应大于 18g/(kg·d),对于易发生应激性高糖血症的重症患儿葡萄糖摄入需控制在 7.5g/(kg·d)。

表 7 - 3　婴幼儿肠外营养推荐量

年龄(岁)	能量 kcal/(kg·d)	氨基酸 g/(kg·d)	脂肪 g/(kg·d)
~1	60~70	2.0~3.0	2.0~3.0
~3	50~70	1.5~2.5	1.5~2.5
~5	40~60	1.0~2.0	1.0~2.0

第四节　先天性心脏病患儿康复期营养

国内心脏康复的营养管理处于起步阶段,相关研究发现,家长的科学喂养现状堪忧,只有 9.9% 的先心病患儿喂养管理是合格的。研究表明,长时间的营养摄入不足会影响患儿的大脑发育,甚至会影响患儿的咀嚼等功能。而术后患儿心脏状况改善,患儿会出现明显的食欲增加等追赶生长现象,因此,术后患儿的营养管理尤为重要。

有报道显示,先心病患儿术后至出院这段时间内体重可下降 1 个标准差,营养摄入不足是患儿生长迟缓或营养不良的重要原因。先心病患儿能量摄入达到 140~150 kcal/(kg·d)才可满足其正常的生长需要。口服营养不足、体重增加缓慢的患儿,可以考虑放置肠内营养管,并且还要做好营养监测,包括对喂养情况和体重变化的密切监测。对于先心病患儿,合理营养干预可以帮助患儿改善或纠正营养不良,实现追赶生长。

第五节　先天性心脏病儿童母乳喂养的重要性

母乳是婴儿最理想的食物,并且卫生、温度适宜,除了母乳,世界上没有任何一种物质能够完全满足婴儿 0~6 个月的营养需要。世界卫生组织和儿科学会建议,应给予婴幼儿纯母乳喂养至少 6 个月,推荐母乳喂养 12 个月以上,有条件可以达到 24 个月。

　　母乳中已鉴定的成分超过 200 种,除了提供必需的营养物质以外,还有很多具有生物活性的物质及大量的乳腺细胞和白细胞,起到免疫保护和抗感染作用,促进婴儿免疫系统的发育和成熟。母乳喂养可以降低婴儿喂养不耐受、呼吸道感染、中耳炎、白血病等疾病的发病率,并且可以降低成年后慢性病的发生概率。因此,对于先心病患儿来说,虽然喂养比较复杂、个体差异较大,以及母乳喂养在先心病患儿喂养中所占比例在临床上争议也较大,但是无论哪一种情况的患儿,均不应该轻易放弃母乳喂养,可以根据患儿生长发育状况、液量限制情况,将母乳、母乳强化剂、高能量配方奶搭配使用,母乳喂养的婴儿应该按需喂养,不要限制哺乳时间,保证前奶和后奶都可以摄入。

第八章　心血管疾病营养宣教

第一节　平衡膳食

平衡膳食可以满足人体正常生长发育、免疫力和生理功能需要,满足机体能量和营养素的供给,是免疫系统强大的根本,没有哪种单一食物或补品可以预防疾病并持续有效,长期规律的合理膳食可以帮助支持人类的免疫系统,也可降低心血管疾病、高血压、2 型糖尿病、结直肠癌、乳腺癌、前列腺癌、食管癌、代谢综合征、贫血等多种疾病的发病风险(见彩插图 16)。

一、中国居民膳食指南

膳食指南是根据营养科学原则和人体营养需要,结合当地食物生产供应情况及人群生活实践,提出的食物选择和身体活动的指导意见。我国 2022 年修定的中国居民膳食指南包括 8 条准则。

(一)食物多样,合理搭配

每日摄入的食物应包括谷薯类、蔬菜水果类、畜禽鱼蛋奶类、大豆坚果类等。建议平均每天摄入 12 种以上食物,每周 25 种以上。谷类平均每天摄入 200～300g,其中全谷物和杂豆类摄入 50～150g;薯类摄入 50～100g。

(二)吃动平衡,健康体重

各年龄段人群都应每天进行身体活动,运动和膳食平衡是保持健康体重的关键。推荐每周应至少进行 5 天中等强度身体活动,累计 150 分钟以上;坚持日常身体活动,主动身体活动最好每天 6000 步,鼓励适当进行高强度有氧运动,加强抗阻运动,每周 2 ~ 3 天。减少久坐时间,每小时起来动一动。

(三)多吃蔬果、乳类食品、全谷、大豆

每天摄入不少于300g 的新鲜蔬菜,深色蔬菜应占 1/2;每天摄入 200 ~ 350g 的新鲜水果,果汁不能代替鲜果。食用各种各样的乳制品,摄入量相当于每天 300mL 以上液态奶。经常吃全谷物、豆制品,适量吃坚果。

(四)适量吃鱼、禽、蛋、瘦肉

推荐成人平均每天摄入动物性食物总量为 120 ~ 200g,每周最好食用鱼类 2 次或 300 ~ 500g、畜禽肉 300 ~ 500g、蛋类 300 ~ 350g。少食用深加工肉制品。减少食用烟熏和腌制肉类,因其可增加部分肿瘤的发生风险。

(五)少盐少油,控糖限酒

培养清淡饮食习惯,少吃高盐和油炸食品。成人每天摄入食盐不超过 5g,烹调油为 25 ~ 30g。控制添加糖的摄入量,每天不超过 50g,最好控制在 25g 以下。反式脂肪酸每天摄入量不超过 2g。不喝或少喝含糖饮料。儿童青少年、妊娠期女性及慢性病患者不应饮酒。成人如饮酒,一天饮酒的酒精量不超过 15g。

(六)规律进餐,足量饮水

合理安排一日三餐,定时定量、规律进餐、饮食有度,不暴饮暴食、不偏食挑食、不过度节食。每天主动、足量饮水,少量多次,以白水或茶水为主,不喝或少喝含糖饮料,不用饮料代替白水。建议成人每天饮 7 ~ 8 杯水(男性每天喝水 1700mL,女性每天喝水 1500mL)。

（七）会烹会选，会看标签

挑选新鲜的、营养素密度高的食物。学会通过食品营养标签的比较，选择购买较健康的包装食品。学习烹饪技巧，传承传统饮食，享受食物天然美味。在外就餐，不忘适量与平衡。

（八）公筷分餐，杜绝浪费

食物制备生熟分开，储存得当。多人同桌，应使用公筷公勺，采用分餐或份餐等卫生措施，不铺张、不浪费，倡导文明用餐方式。

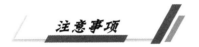

注意事项

早餐与健康

早餐提供的能量和营养素在全天能量和营养素的摄入中占重要地位，每天吃好早餐不仅可以满足机体的能量和营养需求，同时还有利于控制体重，以及降低糖尿病及心血管疾病等的发生风险，并能提高工作和学习效率。

有研究显示，早餐频率和营养质量与血糖水平显著相关，与随意进食相比，正式进食早餐者血糖达到正常水平的比例较高。还有研究发现，吃早餐有利于儿童学习能力的正常发挥，在注意力、逻辑思维、创造力及记忆力等方面的测试成绩都高于不吃早餐者。

早餐还与体重关系密切，不吃早餐引起的低血糖状态会刺激生长激素分泌，导致脂肪组织增加，造成超重肥胖。一篇 Meta 分析的结果显示，不吃早餐的人群超重肥胖的发生风险上升了 55%。

每天吃早餐还可以降低糖尿病、心脑血管疾病等慢性病的发生风险。有研究发现，不吃早餐人群患 2 型糖尿病的风险升高 21%；而每天规律吃早餐的人群，糖尿病发生风险下降 19%，代谢综合征发生风险下降 18%，高血压发生风险下降 16%。

二、防止高血压饮食模式（DASH 饮食）

DASH 饮食是由 1997 年美国的一项大型高血压防治研究发展而来的饮食模式，也被译为得舒饮食模式。研究发现，严格按照 DASH 饮食模式坚持 8 周，可使血压降低 5%~10%。DASH 饮食的原则：

- 多吃蔬菜、水果、低脂脱脂奶制品。
- 推荐全谷物、鱼类、禽肉、干果类。
- 少摄入饱和脂肪、胆固醇和反式脂肪酸多的食物。
- 控制钠、甜点、含糖饮料和高脂肉类摄入。

简要版 DASH 饮食如下：

- 多可能吃蔬菜和水果，并且其中以蔬菜为主，水果不能代替蔬菜。
- 考虑把精制谷物换成全麦谷物，但是需要注意那些贴着全麦标签的预制食品，因为其中含的全麦成分真的太少了。
- 选择脱脂或低脂乳制品，但是乳制品无论全脂脱脂同样要限制量。
- 选择蛋白质的来源，如鱼、家禽和豆类，减少牛羊猪肉之类的红肉蛋白质。
- 用植物油烹饪，避免高温油炸，选择低温烹调。
- 限制高添加糖的食物的摄入，比如苏打水和糖果，一些果汁同样要看清食品营养标签。
- 限制摄入饱和脂肪含量高的食物，如肥肉、全脂乳制品和椰子油、棕榈油等。
- 日常饮品除了适量的鲜榨果汁（注意，只是鲜榨，而不是那些利乐砖包装的果汁饮料）之外，建议饮用低卡路里的饮料，比如水、茶和咖啡。

三、地中海膳食

地中海膳食结构是居住在地中海地区的居民所特有的，意大利、希腊、西班牙等可作为该种膳食结构的代表。地中海膳食结构的主要特点如下：

- 富含植物性食物,包括水果、蔬菜、薯类、谷类、豆类、坚果等。

- 食物新鲜度较高,以食用当季、当地产的食物为主。

- 食用油主要为橄榄油。

- 每天食用少量、适量奶酪和酸奶。

- 每周食用少量或适量鱼、禽、蛋。

- 以新鲜水果作为典型的每日餐后食品,甜食每周只食用几次。

- 每月食用几次红肉(猪、牛和羊肉及其产品),膳食结构中饱和脂肪酸的比例很低,为7%~8%。

- 大部分成人有饮用葡萄酒的习惯。

地中海膳食模式富含丰富的抗氧化剂,有利于降低胆固醇、血脂,控制血压、血糖,可以有效缓解并预防冠心病、心脑血管疾病、脂肪肝、肥胖、肠癌等。我们可以将该膳食模式作为日常饮食的参考,但并不是一概照搬使用,应该取其核心内容并根据当地食材合理膳食即可,例如我们应该坚持食物多样化,每天摄入适量乳制品,但并不一定要选择奶酪、酸奶;控制食用油摄入量,并不是必须使用橄榄油,应该根据自身情况与中国膳食指南的要求合理搭配。

第二节　体重管理

超重、肥胖对健康可产生多方面的影响,体重与全因死亡、乳腺癌、2 型糖尿病、冠心病等疾病均有一定关系。

肥胖是许多疾病的危险因素。有研究发现,BMI 每增加 $5kg/m^2$,冠心病的发病风险增加27%。肥胖人群发生 2 型糖尿病的风险是健康正常体重人群的4.03倍,肥胖并伴有其他疾病的人群发生 2 型糖尿病的风险是健康正常体重人群的 8.93 倍。2016 年的调查数据显示,我国儿童和青少年肥胖患病率为11.7%,成人肥胖患病率为6.2%。由于越来越多的数据显示,超重和肥胖的发生及发展与生活方式密切相关,因此,合理的饮食与运动至关重要。本章节为大家介绍几种控制体重的饮食方法。

一、生酮饮食

生酮饮食是一种高脂肪、低碳水化合物、充足蛋白质的饮食,膳食中脂肪和蛋白质总量与碳水化合物总量比例可达到3:1。这种方法的主要目的是强迫身体燃烧脂肪产生能量,生酮饮食是控制肥胖的代替饮食,可以有效降低空腹血糖和糖化血红蛋白水平,最初这种饮食结构是为了治疗小儿难治性癫痫,但是生酮饮食会产生大量酮体,并不一定适合每一个人。由于生酮饮食是以脂肪取得能源的,故凡是患有脂肪酸转运和氧化障碍的疾病均是禁忌证。在开始生酮饮食之前,需要在医生指导下进行,需要了解详细的病史并进行详细的检查,排除生酮饮食禁忌证,并且生酮饮食期间要在医生指导监测下进行,避免产生副作用。

生酮饮食期间,摄入饮食限制较多,具体如下。

- 所有常规主食:如面包、米饭、面条、米粉、饼、包子、馒头等。
- 几乎超市能看到的所有零食:饼干、蛋糕、冰激凌、膨化食品等。
- 几乎所有水果:除外牛油果。
- 少量蔬菜:玉米、土豆、红薯、胡萝卜等碳水化合物含量高的根茎类作物。
- 部分坚果:花生、开心果、杏仁、腰果等。
- 几乎所有正常甜味饮料:果汁、豆浆、奶茶等。
- 因为生酮饮食会摄入大量的动物制品,如果用户有动物蛋白过敏症,或者是素食主义者,请考虑患者是否能接受相对复杂的饮食计划。

二、低碳饮食

低碳饮食为每日碳水化合物摄入量占总能量的26%~45%。

低碳饮食可以降低2型糖尿病、肥胖、心血管疾病的发病风险;低碳饮食可以降低甘油三酯,升高血浆高密度脂蛋白水平。相关研究发现,低碳饮食实施6~12个月时对心血管疾病的危险因素有改善作用,但若低碳饮食实施超过2年,低碳饮食则对心血管疾病的危险因素几乎没有作用。

低碳饮食注意不可完全不摄入碳水类食物,碳水化合物是大脑的主要能量来源,这是蛋白质、脂肪都不能替代的,不进主食,会导致大脑糖类供给不足,从而导致大脑反应力、思维力减弱,还会引起精神不振、易疲乏、注意力不集中、焦虑等现象。

三、间歇性禁食

间歇性禁食指按照一定规律在规定的时期内禁食或给予非常有限的能量摄入。一般包括限时进食法、每周两次法、隔日禁食法和24小时禁食法。

(一)限时进食法

这种间歇性禁食的方法可以重复多次,甚至可以每周重复一次或两次,一般包括16/8方法和14/10方法。
- 16/8方法:只在上午10点到下午6点之间进食。
- 14/10方法:只在上午9点到晚上7点之间进食。

(二)每周两次法

这种方法的重点是每周两天将卡路里限制在500kcal,在1周的其他5天里,保持健康和正常的饮食。在禁食日,这种方法通常包括200 kcal的一餐和300kcal的一餐。重要的是要多摄入高纤维和高蛋白食物,以在禁食时也可获得饱腹感并保持低热量。可以选择任意两个禁食日(例如,星期二和星期四),只要它们之间有非禁食日即可。确保在非禁食日吃与平时相同的食物量。

(三)隔日禁食

这种变化涉及每隔一天"改良"禁食。例如,将禁食日的卡路里限制在

500kcal,或正常摄入量的 约25% 。在非禁食日,恢复正常、健康的饮食。这种方法也有严格的变化,包括隔天消耗 0 kcal 而不是 500 kcal。

(四)24 小时禁食

这种方法涉及完全禁食整整 24 小时。通常,它每周只进行一次或两次。大多数人从早餐到早餐或从午餐到午餐禁食。这种间歇性禁食的副作用可能非常严重,例如疲劳、头痛、易怒、饥饿和精力不足。通常不推荐使用。

四、平衡膳食减重法

平衡膳食减重法适用于所有人群,采用合理的膳食结构,控制总能量,一般是在目标能量基础上逐步递减,减少 30%～50%,最终每日能量供给量控制在 1000～1500kcal。这种方法的优点是安全有效,但是需要长期坚持,短期效果不明显。

五、高蛋白饮食法

高蛋白饮食是每天蛋白质摄入量超过全天总能量的 20%,但一般不超过全天总能量的 30%,这种方法饱腹感强,可以控制体重反弹,有助于减重人群的长期坚持,但是这种方法也要在医生指导下进行,长期过高的蛋白质摄入会增加肝肾负担。

无论哪种减重方式,建议均要咨询营养师,给予全面评估后进行,制订减重方案,监测减重效果及各项指标变化,随时调整方案。

第三节　体力活动

一、身体活动分类

（一）按日常活动分类

可以分为职业性身体活动、交通往来身体活动、家务性身体活动和业余休闲身体活动四类。

（二）按能量代谢分类

1. 有氧运动

指需要氧气参与能量供给，躯干、四肢等大肌肉群参与为主的、有节律、较长时间、能够维持在一个稳定状态的运动形式，也叫耐力运动，包括游泳、慢跑、骑自行车、跳绳、有氧操等。

2. 无氧运动

指以无氧代谢为主要供能途径，肌肉在无氧的状态下剧烈运动，一般为负荷度高且瞬间发力为主的运动，持续时间不长。无氧运动包括俯卧撑、举重、深蹲等。

二、身体活动强度的衡量

（一）绝对强度的衡量

评价身体活动的绝对物理负荷强度可以用代谢当量（MET）表示，1MET 相当于 1.05kcal/h,也称为梅脱。≥6MET 为高强度活动,包括爬山、跳绳、足球、篮球等;3~5.9 MET 为中等强度活动,包括家庭劳动、太极拳、健身操、瑜伽等;1.6~2.9 MET 为低强度活动,包括坐着陪孩子玩耍、缓慢步行、台球等;1.0~1.5MET 为静态活动,包括坐或躺姿势看书、看电视等。

（二）相对强度的衡量

一般使用最大心率百分比法衡量,最大心率(HRmax) = 207 - 0.7 × 年龄,中等强度运动的心率为 60%~75% HRmax。

三、身体活动量的衡量

目前主要有两种衡量方式,第一种是用身体活动强度乘以累计时间,用梅脱(MET) × 分钟(min)或梅脱(MET) × 小时(h)。第二种是我国推出的"千步当量",一个千步当量相当于普通人中等速度(4 千步/小时)步行 10 分钟(约 1千步),千步当量可以根据体重转化为能量消耗,1 千步当量相当于 3MET ×10min = 30MET·min,60kg 的人从事 1 千步当量的活动消耗 31.5kcal 的能量,计算公式为:60 × 3 × 1.05 × 10/60 = 31.5kcal,其中 60 为千克体重,3 为代谢当量 3MET,1.05 为代谢当量含义(1MET 相当于 1.05kcal/h),10/60 是将分钟换算为小时。

四、运动处方定制

（一）原则

运动处方四要素包括运动频率(F)、运动强度(I)、运动时间(T)、运动类型(T),通常称为制订运动处方的 FITT 原则,体现了运动处方的可调节性,使其适合参加运动者的个性化特点。

（二）中国人群身体活动指南（2021）

该指南包含了 2 岁及以下儿童、3～5 岁儿童、6～17 岁儿童青少年、18～64 岁成人、65 岁及以上老年人以及慢性病人群的运动指南。

1. 2 岁及以下儿童

每天与看护人进行各种形式的互动式玩耍，能独立行走的幼儿每天进行至少 180 分钟身体活动；受限时间每次不超过 1 小时；不建议看各种屏幕。

2. 3～5 岁儿童

每天进行至少 180 分钟身体活动，其中包括 60 分钟活力玩耍，鼓励多做户外活动；每次静态行为不超过 1 小时；每天视屏时间累计少于 1 小时。

3. 6～17 岁儿童青少年

每天进行至少 60 分钟中等强度到高强度的身体活动，且鼓励以户外活动为主；每周至少 3 天肌肉力量练习和强健骨骼练习；减少静态行为，每次静态行为持续不超过 1 小时；每天视屏时间累计少于 2 小时。

4. 18～64 岁成人

每周进行 150～300 分钟中等强度或 75～150 分钟高强度有氧活动，或等量的中等强度和高强度有氧活动组合；每周至少进行 2 天肌肉力量练习；保持日常身体活动，并增加活动量。

5. 65 岁及以上老年人

成人运动建议同样适用于老年人，如身体允许每周进行 150 分钟中等强度身体活动，应尽可能地增加各种力所能及的身体活动。

6. 慢性病人群

慢性病人群进行身体活动前应咨询医生，在专业人员指导下进行，身体允许可参照同龄人群的身体活动推荐；如身体不允许，仍鼓励根据自身情况进行规律的身体活动。

（三）糖尿病的运动处方要点

2 型糖尿病患者的运动干预目标是提高心肺功能,改善胰岛素敏感性,控制血糖和体重,保持或增加肌肉体积。总活动量的设定也应以个人病情和体质为基础。

但糖尿病患者需注意以下几点:①血糖 >16.7mmol/L 应禁忌大强度耐力运动;②有严重或增生性视网膜病变时,应避免高强度耐力活动、负荷抗阻力运动和暴发用力;③血糖控制不稳定、血糖 >16.7mmol/L 合并酮症、合并视网膜出血或感染、不稳定心绞痛时应禁忌各种运动;④运动前胰岛素最好选择注射在腹部。根据监测的血糖变化,调整运动量、胰岛素用量等。对于运动伤害风险低的患者,一般需要 1~2 个月逐步达到目标运动量和强度;风险较高的患者则需要至少 3~6 个月;⑤运动前检查足部,特别要选择合适的鞋子和柔软的袜子。病情重者建议从事足部无负重运动,如游泳、上肢锻炼等。

（四）高血压病的运动处方要点

高血压患者运动的目标是提高心肺功能、降低血压。高血压患者宜采取有氧、力量与柔韧性运动相结合的运动方式,以有氧运动为主。高血压患者适宜中等强度的运动,每周 4~7 天为宜,当然没有运动习惯的人可逐渐增加,开始可每周 3 天,然后逐渐增加,每天累计 30~60 分钟。高血压患者运动前需:①需评估身体状态,运动中可能出现血压不稳引起不适,甚至发生意外,一定做好运动准备;②运动前热身 5~10 分钟。低强度热身运动可将肌肉伸展开,避免拉伤;③选择运动强度适中的运动。运动时微微出汗、能说话即可,以步行、交谊舞、快步走等轻中度活动为宜。

血压过高时应避免运动。严重高血压(血压高于 180/105mmHg)者不要运动,建议将血压控制在 140/90mmHg 以下再运动。如果运动中出现呼吸困难、心慌、头晕、胸闷、出虚汗等不适,应立即停止运动并原地休息。若休息后仍不缓解,应及时就医。一定要避免剧烈运动。剧烈运动会导致心率加快、心输出量增加、血压升高而引发危险。

第四节　认识营养标签

选购食品时一定要学会查看营养标签信息,包括食品配料、净含量、适用人群、食用方法、营养成分表及相关的营养信息等。

一、配料表

配料表是了解食品的主要原料、鉴别食品组成的最重要途径,通俗地说,配料表告知了消费者食品是由哪些原料制成的。配料表一般遵循"用料量递减"原则,按照由多到少排列,也就是说排在第一位的是含量最多的,排在最后一位的含量最少。

二、营养成分表

食品营养成分表中有 1+4 强制标识,分别是能量和 4 个核心营养成分,为蛋白质、脂肪、碳水化合物和钠。可以根据这 4 个值选择适合我们的食物。如果每 100g 食品中蛋白质含量 ≥12g 或 100mL 食品中蛋白质 ≥6g,属于高蛋白食物。每 100g 食品中脂肪含量 ≤3g 或 100mL 食品中脂肪 ≤1.5g,属于低脂肪食物,适合减重人群。如果是高血压患者,需要关注钠的含量,全天钠摄入量不应超过 1500mg。

营养成分表中的"营养素参考值 NRV%"表示一份食物所含的营养成分占全天应摄入量的百分比,例如,某种花生米成分表标注着每 100g 能量的 NRV 是 30%,那就意味着吃 100g 该食物,就摄入了全天需要能量的 30%,相当于吃了一顿正餐所摄入的能量了,所以该类食品不适合减重人群选择。

三、营养声称

营养声称是对营养成分含量水平高或低、有或无的说明。如果食品中某营养素达到了一定限制性条件，预包装食品做出某营养素来源或含有高或富含、低含量、无或不含的含量声称，如高钙、无糖等；或者与同类食品相比的优势特点，例如增加了益生菌、膳食纤维，或减少了盐量、脂肪量等。这些可以很好地帮助消费者选择食品。

四、能量密度

能量密度＝一定量食物提供的能量值/能量推荐摄入量

不同种类食物的能量密度各不相同，长期食用低能量和能量密度低的食物，会影响儿童生长发育；长期食用高能量和能量密度高的食物，则容易造成成人体重过重或肥胖。

五、营养素密度

营养素密度＝一定量食物提供的营养素含量/相对营养素推荐摄入量

"空白能量"食物提供较高能量，蛋白质、维生素、矿物质含量很低，"空白能量"食物属于低营养素密度食物，一般应注意控制这类食物的摄入，如糖果、油炸面筋等。

六、营养质量指数(INQ)

INQ 是评价食物综合营养的简明指标，INQ＝营养素密度/能量密度。

当 INQ＝1，表示食物提供营养素的能力与提供能量的能力相当，二者满足人体需要的程度相等。

当 INQ < 1,表示该食物提供营养素的能力小于提供能量的能力,长期用此食物,会发生该营养素不足或供能过剩的危险,为某营养素价值较低食物。

当 INQ > 1,表示该食物提供营养素的能力大于提供能量的能力,为"营养质量合格食物"。

INQ 最大的特点就是根据不同人群的营养需求来分别计算。同一个食物,对一组正常人群可能是合格的,而对肥胖人群可能是不合格的,因此要做到因人而异。

第五节　食物加工注意事项

一、食物加工方法对营养素的影响

不同的食物加工方式对营养素的影响不同,煮和蒸对碳水化合物和蛋白质起到分解作用,会使水溶性维生素、矿物质溶于水,因此需要控制时间,减少汤汁流出;煎、炸、炒对所有营养素均有破坏,蛋白质会因高温变性,因此,烹饪时尽量降低油温,旺火急炒、上浆挂糊等,以保留更多营养物质。

二、减少烹调中营养素损失的措施

(一)上浆挂糊

上浆挂糊不但可使原料中的水分和营养素不致大量溢出,而且可降低高温所导致的蛋白质变性和维生素分解破坏,一般用面糊或鸡蛋上浆挂糊。

（二）加醋

多数维生素在酸性条件下稳定且不易被破坏，故可在菜肴中放点醋，烹调动物性食物时，醋还能使原料中的钙溶解得多一些，从而促进钙的吸收。

（三）先洗后切

各种菜肴原料，尤其是蔬菜，应先清洗再切配，这样能减少水溶性营养素的损失。而且应该现切现烹，减少营养素的氧化损失。

（四）旺火急炒

缩短食材烹饪时间可以减少营养素破坏，例如猪肉旺火急炒，维生素损失率可达约15%，但是应用炖、煮的方式，维生素可损失60%。

（五）慎用碱

碱会破坏蛋白质、维生素等多种营养素。在面食、粥等烹调过程中，最好避免用碱（苏打）。

三、食物加工和血糖生成指数（GI）的关系

谷类加工越精细，GI越高。如小麦面条GI为82，荞麦面条GI为59，而全麦面条GI为37；相对于精白米饭的GI为83，加工程度较低的全谷物GI相对较低，如发芽糙米GI为54，玉米糁粥GI为52，燕麦麸GI为55，均属于低GI食物。同一种食物采用不同的烹调方法也影响血糖水平。研究表明，食用蒸煮较烂的米饭，餐后0.5~1.0小时内血糖水平明显高于正常软硬的米饭；煮粥时间较长或添加碱，在增加米粥黏稠度的同时也会提高血糖水平。为防止血糖快速升高，糖尿病患者不宜食用熬煮时间较长的精白米粥。

食物搭配对GI也有一定的影响。富含蛋白质、脂肪及膳食纤维的食物做

成的混合饭菜,均可降低 GI。

第六节 营养强化食品

一、食品营养强化的概念

根据不同人群的营养需求,为保证食品原有的营养成分,或者为了补充食品中缺乏的营养素,向食物中添加一种或多种营养素或某些天然食物成分的食品添加剂,以提高食品营养价值的过程称为食品营养强化。所添加的营养素称为食品强化剂。

二、营养强化的意义

(一)弥补天然食物的营养缺陷

自然界中除母乳以外没有一种天然食品能满足人体的各种营养素需要。因此,补充天然食物中缺少的营养素,可有效改善人们的营养和健康水平。

(二)补充食品在加工、储存及运输过程中的营养素损失

食品在加工、运输等过程中会受到机械、化学、生物等因素影响,造成部分营养素的损失。因此,可以在食品中适当增补一些营养素以弥补其损失。

(三)简化膳食摄入种类

单一的食物不可能含有人体所需全部营养素,人们必须同时进食多种食物。若在其食品中强化多种维生素和矿物元素等营养素,可以方便人们营养素

的摄入需要,优化膳食。

(四)适应不同人群的营养需要

对于不同年龄、性别、工作性质,以及处于不同生理、病理状况的人来说,他们的营养需要是不同的,对食品进行不同的营养强化可分别满足需要。

(五)预防营养不良

营养强化是营养干预的主要措施之一,在改善人群的营养状况中发挥着巨大的作用。例如,缺碘地区的人食用加碘食盐可大大降低甲状腺肿的发病率,以米为主要主食的地区可应用维生素 B_1 防治维生素 B_1 缺乏病等。营养强化食品对于改善营养缺乏不仅效果良好,而且价格低廉,适于大面积推广。

三、对食品营养强化的基本要求

(一)有明确的针对性

食品营养强化前需要对该地区的食物种类及人群的营养状况做全面细致的调查研究,分析缺少的营养成分,然后选择需要进行强化的食物载体及强化剂的种类和用量。

(二)符合营养学原理

人体所需各种营养素在数量之间有一定的比例关系,应注意保持各营养素之间的平衡。尽量选用易于被人体吸收和利用的营养素作为强化剂。

(三)符合国家的卫生标准

食品营养强化剂的使用应符合相应国家标准。

165

（四）尽量减少食品营养强化剂的损失

通过改善强化工艺条件和储藏条件等措施减少营养强化剂在生产过程中遇光、热和氧等引起的分解和破坏。

（五）保持食品原有的色、香、味等感官性状

食品强化的过程，不应损害食品的原有感官性状而影响消费者的接受性。

（六）经济合理、便于推广

食品的营养强化需要增加一定的生产成本，但应注意加工成本，以便于之后的推广。

四、常见的营养强化食品

（一）强化谷物食品

常见的谷类食物包括水稻、小麦、玉米、高粱、小米、燕麦、荞麦等，我国居民主要食用的为小麦和水稻。但是谷类食物在碾磨过程中，会损失很多营养素，尤其是现在人们为追求口感，更倾向于食用精白米、精白面，使得谷类食物中的维生素 B 族损失严重。因此，出现了强化面粉和强化大米，将维生素 A、维生素 B_1、维生素 B_2、铁等营养素添加到面粉中，将硫胺素、核黄素、尼克酸、锌等添加到大米中，由于大米使用普遍、食用量大，营养强化的大米属于理想的主食营养强化食品。

（二）强化副食品

我国常见的强化副食品有：强化人造奶油、碘强化食盐、铁强化食盐、低钠盐、铁强化酱油、锌强化酱油、高钙低盐酱油、钙铁锌复合强化醋、维生素复合强

化醋、维生素强化饮料、强化罐头、强化乳制品等。

（三）强化婴幼儿食品

婴幼儿强化食品种类较多,按大类分型包括:乳基婴儿配方食品、豆基婴儿配方食品、较大婴儿和幼儿配方食品。婴幼儿强化食品可以明显优化婴儿食谱并保证营养素的摄入,提供全面的营养。

五、食用营养强化食品注意事项

（一）优先从膳食中获取各种充足的天然营养素

对于健康人群来说,除碘等个别营养素外,通常可以通过合理膳食满足机体对营养素的需要。因为天然食物中除了含有多种营养成分,还含有许多其他有益健康的成分,对预防慢性病、促进健康具有重要的作用。因此,只有当膳食不能满足营养需要时,才可以根据自身的生理特点和营养需求,选择适当的营养强化食品。

（二）科学选购,合理食用

应根据可能缺少的某些营养素,针对性选择所需要的营养强化食品。选购前应注意阅读营养标签,根据营养强化食品中营养素的含量及适宜人群,恰当选择相关产品及食用剂量。

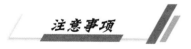

蛋白粉的分类

目前市场上销售的蛋白粉大体上可分为两大类:一类是纯蛋白粉,如乳清蛋白、酪蛋白、卵白蛋白、大豆蛋白粉等;另一类是混合蛋白粉,如将乳清蛋白、酪蛋白、卵白蛋白按一定比例混合,或将酪蛋白与大豆蛋白按一定比例混合制成的蛋白粉。也可以按照来源简单分为:植物蛋白粉(大豆蛋白粉)、动物蛋白粉(乳清蛋白粉)及混合蛋白粉三种,它们的品质因所含氨基酸配比不同会产生一些差异。

大豆蛋白粉:大豆蛋白质的氨基酸组成接近人体需要,且富含谷类蛋白缺乏的赖氨酸,是谷类蛋白质互补的天然理想食品,但大豆蛋白粉中含有某些抗营养物质及胀气因子,胃肠道耐受不好的人群食用后易产生腹胀。

乳清蛋白粉:乳清蛋白在营养学中被认为是"蛋白之王",主要从牛奶中提取,富含人体需要的所有必需氨基酸。具有纯度高、氨基酸配比恰当、易被人体消化吸收、含有生物活性的蛋白质和多肽(如乳球蛋白、乳白蛋白、免疫球蛋白、乳铁蛋白和多肽)等特点。这些蛋白质和多肽能够维持和提高机体免疫力、抗自由基、延缓衰老,促进创伤愈合,维持肾功能等,同时还能避免摄入过量的饱和脂肪及胆固醇,是临床营养干预治疗中优质蛋白质的最好来源。

第七节　营养功能成分

营养功能成分可以分为:氨基酸、肽和蛋白质类;脂肪酸和磷脂类;维生素和矿物质类;糖类;有机酸类;生物碱和含硫化合物;类黄酮类;酚类;萜类、真菌、益生菌及藻类。下面我们摘选几种进行介绍。

一、牛磺酸

(一)生理功能

1.促进脑细胞发育

牛磺酸是胎儿和婴幼儿的条件必需营养素。新生儿、早产儿由于体内半胱氨酸亚磺脱羧酶尚未完全成熟,导致体内牛磺酸合成不足。牛磺酸对脑细胞的增殖分化起促进作用。脑组织是牛磺酸含量最高的部位。牛磺酸对婴幼儿大脑发育、神经传导、视觉功能的完善和钙的吸收有良好作用,是一种对婴幼儿生长发育至关重要的营养素。

2.提高神经传导和视觉功能

牛磺酸可保护视网膜,利于视觉感受器发育,可改善视力。

3.调节血脂

牛磺酸在循环系统中可抑制血小板凝集,降低血脂,保持人体正常血压和防止动脉硬化,对心肌细胞有保护作用。牛磺酸有上调一氧化氮含量、下调血管紧张素Ⅱ含量和血管紧张素转化酶活性的作用,从而在预防动脉硬化、增加心脏收缩力、改善心血管系统功能方面有一定功效。

4.结合胆汁酸

牛磺酸有结合胆汁酸的作用。牛磺胆酸能增加脂质和胆固醇的溶解性,解除胆汁阻塞,降低某些游离胆汁酸的细胞毒性,抑制胆固醇结石的形成,增加胆汁流量等。

5.其他作用

改善内分泌状态、增强人体免疫力、抗氧化和影响糖代谢等。

(二)推荐摄入量

新颁布的《运动营养食品中食品添加剂和食品营养强化剂使用规定》中,建议运动营养的牛磺酸强化量为 $1 \sim 6g/d$。

美国临床研究认为,每日 $2 \sim 3$ 次、每日 $2 \sim 6g$ 的牛磺酸可用于治疗充血性心力衰竭;或每日 3 次、每次 4g 的牛磺酸持续应用 6 周可治疗急性肝炎。

(三)牛磺酸服用禁忌

妊娠期女性禁用;肾功能较差和过敏体质慎用。

二、精氨酸

（一）生理功能

1. 参与肌酸合成和伤口愈合

肌酸和磷酸肌酸是能量储存利用的重要物质,肌酸合成需要甘氨酸、精氨酸、S-甲硫氨酸共同完成,辅助肌肉合成和提供能量,因此具有促进伤口愈合等功能。

2. 免疫调节功能

创伤、烧伤、手术、癌症、脓毒症等代谢应激时,精氨酸则成为必需氨基酸,是在病理状态下必须补充的重要营养素。精氨酸与免疫功能关系密切,为淋巴细胞增殖、分化及合成细胞因子所必需,还能维持巨噬细胞、中性粒细胞、单核细胞及淋巴因子激活的杀伤细胞的活性。

3. 生成一氧化氮

左旋精氨酸是合成一氧化氮的底物,它可刺激血管内皮细胞的一氧化氮合成酶而增加一氧化氮的合成和释放。一氧化氮和前列环素是两种主要的衍化舒张因子,其中一氧化氮作为一种很强的舒张血管物质,可降低全身平均动脉血压,增加局部血流和维持血管张力的恒定及调节血压的稳定。

4. 参与尿素合成

精氨酸是鸟氨酸循环中的 3 种氨基酸之一,精氨酸不足则影响尿素合成,影响体内氨排出。

5. 其他

精氨酸对人的肾上腺及垂体系统有较大影响,可刺激垂体分泌生长激素,对儿童生长发育产生影响,并能增加儿茶酚胺、胰岛素、催乳素的分泌,但其机制尚不明确。

（二）推荐摄入量

精氨酸作为食品添加剂可应用于各种食品。添加到婴幼儿食品中,其含量不超过总蛋白质质量的 6.6% ,可安全用于各种食品,广泛应用于各种保健食品。

作为特殊的营养物质,临床上把精氨酸用作氨基酸营养强化或作为输液混合氨基酸制剂的重要成分,主要用于因手术、严重外伤、烧伤等原因造成的免疫功能低下而出现的合并感染、败血症。一个70kg 的人可以在普通食谱中加 4~6g 精氨酸的基础上,在通过非肠道和肠道给药的情况下,可分别耐受 6~15g/d 的精氨酸用量。

（三）精氨酸服用禁忌

对本品过敏、高氯性酸中毒和肾功能不全患者禁用。

三、谷氨酰胺

（一）生理功能

1. 细胞能量来源

研究表明谷氨酰胺是单核巨噬细胞主要的代谢底物,通过谷氨酰胺酵解途径,其为细胞代谢提供能量。其为细胞合成 DNA 和 mRNA 提供嘌呤,是嘧啶和核苷酸生物合成的前体。谷氨酰胺还可提供氨基葡萄糖,是 GTP 和 NAD 合成的氮前体。

2. 改善胃肠营养

研究表明,肠外途径提供谷氨酰胺可有效地防止肠道黏膜萎缩,保持正常肠道黏膜重量、结构及蛋白质含量,增强肠道细胞活性,改善肠道免疫功能,减少肠道细菌及内毒素的易位。

3.调节免疫

文献报道,巨噬细胞的吞噬作用、淋巴细胞的增殖及蛋白质的合成,都必须依赖充足的谷氨酰胺供应。

(二)推荐摄入量

肠炎、节段性回肠炎、腹泻每天可服用20g谷氨酰胺,艾滋病患者、化学治疗的癌症患者和烧伤患者每天可服用40g。

(三)谷氨酰胺服用禁忌

有严重肝病和肾衰竭的患者慎用。

四、谷胱甘肽

(一)生理功能

1.抗氧化

谷胱甘肽可在含硒氧化物酶的催化下将体内有害的过氧化物、自由基加以化解和清除。

2.维护红细胞完整性

红细胞内氧的代谢非常旺盛,谷胱甘肽则是重要的抗氧化物质,能有效保护红细胞膜,避免遭受伯氨喹啉、磺胺类、硝基呋喃类、阿司匹林、氯霉素、亚甲蓝等药物的伤害。

具有氧化性的药物及血液内自然产生的一些过氧化物可使血红蛋白中的亚铁离子(Fe^{2+})变成铁离子(Fe^{3+}),高价铁血红蛋白没有输送氧的能力,谷胱甘肽可以保持血红蛋白中的铁为+2价。

3.参与某些蛋白质的合成

谷胱甘肽是甘油醛磷酸脱氢酶的辅酶,又是乙二醛酶和前列腺素E合成酶等多种酶的辅酶,对酶的催化活性十分重要。谷胱甘肽参与蛋白质分子中二硫键的重排作用,使其形成一种热力学上最稳定的结构,这对维持蛋白质(酶)的稳定性有重要意义。

(二)推荐摄入量

推荐摄入量为每日 50～100mg,每日 1～3 次。

(三)谷胱甘肽服用禁忌

对本品过敏者禁用。

五、乳铁蛋白

(一)生理功能

1.参与铁代谢

乳铁蛋白可提高肠细胞对铁的生物利用度,并稳定还原状态的铁离子,减少对胃肠道的刺激作用。

2.抗微生物活性

体外研究证实,乳铁蛋白对多种微生物,如革兰阳性菌和革兰阴性菌、需氧菌和厌氧菌、某些真菌和病毒(HSV－1、HCMV、HCV、HIV),都具有一定的抑制和杀伤作用。

3.免疫调节和抗炎症作用

乳铁蛋白能抑制抗体依赖的细胞介导反应,增强单核细胞和自然杀伤细胞活性,也能抑制胸腺依赖性和胸腺非依赖性抗体反应,并具有抑制 C3 转化酶形成的补抗体作用。乳铁蛋白还能减少白细胞介素 1、白细胞介素 2 和肿瘤坏死因子 α 等炎症因子的释放,参与抗炎反应。

4. 抗氧化作用

乳铁蛋白主要通过螯合 Fe^{3+}、阻断氧自由基生成、抑制由铁引起的脂质过氧化反应和其后的组织损伤,发挥抗氧化作用。

5. 其他

生理功能还包括抗肿瘤作用、促进细胞生长、抗血小板聚集、抑制胆固醇积累和调控基因转录等功能。

(二)推荐摄入量

在奶粉中,国外婴幼儿配方奶粉中乳铁蛋白的添加量基本约为 $0.5mg/g$。国内婴幼儿补充 $2\sim2.5g/(kg\cdot d)$(喝母乳)、$3\sim4g/(kg\cdot d)$(喝奶粉);免疫力差的成人也应适度补充乳铁蛋白。

(三)乳铁蛋白服用禁忌

肝、肾功能异常和对本品过敏者不宜服用。

六、辅酶 Q10

(一)生理功能

1. 抗氧化作用

辅酶 Q10 有氧化型和还原型两种存在形式,它在细胞膜内基本上都是以还原态形式存在,从而保证了其作为抗氧化剂的有效性。辅酶 Q10 具有与维生素 E 相类似的抗氧化功能。在用辅酶 Q10 防治大鼠内毒素休克及防治离体大鼠心肌细胞缺氧试验中发现,辅酶 Q10 能显著提高动物或细胞存活率,显著减少组织细胞中的脂质过氧化物的含量。

2. 自由基清除作用

辅酶 Q10 的氧化型和还原型均具有强大的自由基清除作用,其还原型

（QH2）比氧化型（Q）作用强3倍。内源性辅酶Q10、外源性辅酶Q10均可通过其还原型（QH2）传递H给自由基，中断其连锁反应，抑制自由基对生物膜的损伤。辅酶Q10在体内可以清除多种氧化诱导剂（如高亚氯酸盐、脂质氧化酶等）诱导产生的自由基，如氧中心自由基、碳中心自由基等。

3. 稳定生物膜功能

辅酶Q10可防止因过量维生素A所导致的红细胞膜及溶酶体膜的不稳定，有助于维持细胞膜通道的完整性。同时，辅酶Q10可以抑制磷酸酶的活性，加强ATP的再合成，防止细胞膜破裂及肌纤维结构的破坏，保护生物膜结构的完整性。

4. 参与呼吸链电子传递

辅酶Q10存在于线粒体内膜上，将底物给出的电子传递到氧化系统，同时将质子传递到膜外，这样就导致了膜两侧的质子梯度，从而产生ATP。生物氧化过程中的电子传递，必须有辅酶Q10参与反应，它是线粒体呼吸链限速反应的关键性物质，也是线粒体氧化磷酸化反应中几种重要酶的辅助成分。

（二）推荐摄入量

辅酶Q10不是必需营养素，尚缺乏权威机构推荐摄入量。日本设定辅酶Q10的每日允许摄入量为12mg/kg。由于长期大量摄入辅酶Q10对人体健康的有效性科学依据还不够充分，目前还未设定日最大允许摄入量。

美国根据临床试验设定了辅酶Q10作为膳食补充剂的每天最大摄入剂量为1200mg，欧盟营养委员会经过安全性评估后得出的结论是，由于在人群试验中尚未发现任何与辅酶Q10相关的负效应，目前设定1200mg/d为可观察到的安全水平。

（三）辅酶Q10服用禁忌

妊娠期女性、儿童、婴儿禁止服用。

七、菊粉

(一)生理功能

1.调节肠道菌群平衡

菊粉通过刺激结肠中有益菌的生长,从而改善肠道微生态平衡来促进消化及调节便秘。在控制膳食的情况下,与每天摄入蔗糖 15g 的人相比,每天摄入菊粉 15g,持续 15 天后的人的粪便中双歧杆菌明显增加。

2.促进骨骼健康

菊粉可以促进钙的吸收,进而维持骨骼的强韧性。临床研究显示,菊粉对于青少年和绝经后女性的钙吸收均有促进作用。

3.低热量,不易消化

菊粉不易消化,有助于维持餐后的饱腹感,同时能量值较低,长期使用可以帮助控制体重。

4.调节血脂水平

随机对照的交叉试验表明,每天摄入 18g 的菊粉,可以明显出现低密度脂蛋白和胆固醇水平的下降。

(二)推荐摄入量

美国和欧洲日常推荐菊粉摄入量大约为 10g/d。在食品中的添加量一般为每份 3~6g,有时会高达每份 10g。作为脂肪的替代物使用时,一般以 0.25g 菊粉替代 1g 脂肪,则一份食物大概含有 2~6g 菊粉。有研究报道菊粉推荐日最大摄入量为15~20g。

(三)菊粉服用禁忌

低血糖人群、体质过敏、婴幼儿和妊娠期女性不宜服用。

八、抗性糊精

（一）生理功能

1.低血糖生成指数

有研究发现，摄入抗性糊精后血糖的波动和胰岛素的反应均较弱，根据试验数据得出，抗性糊精的血糖指数为葡萄糖的 25%，而其胰岛素指数仅为葡萄糖的 13%。

2.对口腔健康的保护作用

以蔗糖为对照组，测定用 10% 的抗性糊精漱口后健康志愿者的口腔 pH 值。试验结束时，蔗糖组的平均 pH 值是（4.49±0.11），抗性糊精组的 pH 值为（5.95±0.13），试验证明，使用抗性糊精溶液不会使健康志愿者的口腔 pH 值下降至临界值 5.7 以下，可以认为抗性糊精对牙齿是安全的。

3.调节肠道菌群

抗性糊精大部分都在肠道中被发酵，能增加肠道中乳酸杆菌和 α、β - 葡萄糖苷酶的量，并降低粪便的 pH 值。

（二）推荐摄入量

研究发现每天摄入 10～20g 的抗性糊精，可促进肠道健康。

（三）抗性糊精服用禁忌

婴儿禁用。

九、蒜素

（一）生理功能

1. 提高机体的免疫力

有研究发现，蒜素可使小鼠溶菌酶的活性极大提高，说明蒜素提高了单核细胞的分泌功能，使溶菌酶大量释放。溶菌酶能水解细菌细胞壁的黏多肽，从而使其裂解死亡。

2. 心血管疾病预防作用

有较多的临床和试验研究报道表明，大蒜可以降低心血管疾病的危险性，包括降低血压、抑制血小板聚集和黏附性、降低血低密度脂蛋白胆固醇并提升高密度脂蛋白胆固醇水平、抑制炎症相关的前列腺素产物、抑制吸烟引起的血管损伤、减低同型半胱氨酸、增加内皮型一氧化氮合成、扩张血管。

3. 防治肿瘤的作用

大蒜的含硫化合物能抑制试验诱导包括结肠癌在内的肿瘤。试验表明，水溶性和脂溶性烯丙基硫化物均有抑制大肠癌模型中的早期病变——腺窝病灶，从而发挥抗癌作用。

（二）推荐摄入量

推荐每日摄入 4g 新鲜大蒜用于治疗高血脂，约为每日 18mg 蒜氨酸（9mg 蒜素）。

（三）蒜素服用禁忌

尚不明确。

十、左旋肉碱

（一）生理功能及作用

1. 转运脂肪

左旋肉碱是脂肪的运载工具,可把脂肪送入线粒体中,氧化产能。

2. 降低血脂作用

对肥胖模型的大鼠研究发现,左旋肉碱与机体脂肪代谢密切相关,可促进脂肪酸的 β 氧化。其机制是作为载体以脂酰肉碱形式将长链脂肪酸从线粒体膜外运至膜内,将脂肪代谢为能量。外源性肉碱对机体脂肪代谢的影响报道不一,多数学者认为肉碱可增强脂肪酸氧化酶的活性,促进脂肪氧化,降低体重和血脂水平。

3. 抗疲劳作用

对昆明种小鼠进行的抗疲劳试验发现,左旋肉碱可以有效延长试验小鼠的平均游泳时间,减轻体重及腹部脂肪量,显著降低血清中甘油三酯及总胆固醇的水平,降低乳酸及尿素氮含量。液相色谱显示小鼠体内左旋肉碱含量与游泳时间有显著的相关性。左旋肉碱有显著的抗疲劳作用,可提高机体耐受力。

4. 其他

有助于调节内分泌,促进婴幼儿生长发育等。

（二）推荐摄入量

美国食品药品监督管理局（FDA）规定每日允许的左旋肉碱摄入量为 20mg/kg,成人每日摄入量最大值为每人 1200mg。关于左旋肉碱的使用剂量和方法,目前还没有统一定论。

国外研究显示,每日补充左旋肉碱量少于 250mg 时,效果不明显。国外推荐每日补充 0.5~4g,分次在早、午餐前或者运动前 30 分钟服用安全有效。

(三)左旋肉碱服用禁忌

过量服用会有不良反应,建议在医生指导下使用。

十一、辣椒素

(一)生理功能

1. 加速脂肪能量代谢

辣椒素能促进神经传导物质乙酰胆碱和去甲肾上腺素的分泌,加速体内脂肪的代谢,同时分解糖原,加速能量的代谢。

2. 保护消化系统

辣椒素通过增加黏液含量和胃黏膜血流量发挥保护胃黏膜的作用。辣椒素可以预防内毒素诱导的肠黏膜损害,促进胃肠的蠕动。

3. 镇痛和止痒作用

辣椒素作用于 C 型感觉神经元上的 P - 物质,阻断感觉神经对疼痛和瘙痒的传导,具有镇痛和止痒的作用,可用于带状疱疹等引起的神经痛和皮肤瘙痒症的治疗。

4. 抗炎作用

辣椒素为一种重要的炎症介质,其作为 P - 物质的拮抗剂,在炎症发生前或炎症高峰期可发挥显著的抗炎效果。

5. 其他

辣椒素还具有调节脂类过氧化、保护心血管和呼吸系统、抗癌、提高免疫力等功能。

（二）推荐摄入量

美国植物委员会推荐含辣椒素 0.005%～0.01% 的辣椒酊每日摄入量为 0.3～1.0mL。

（三）辣椒素服用禁忌

过量食用可引起口腔不适或导致炎症。

十二、红景天苷

（一）生理功能及作用

1. 抗缺氧、抗疲劳作用

红景天苷对氯化钴诱导的内皮细胞凋亡起保护作用。经耐缺氧、耐低温法测定，红景天苷可延长小鼠缺氧存活时间，明显提高耐寒能力。红景天苷通过维持 5-羟色胺含量在正常范围，从而起到抗中枢疲劳的作用。

2. 保护心脑血管

红景天苷可抑制大鼠缺血再灌注引起的白细胞介素 1β、肿瘤坏死因子 α 表达的增加，对缺血再灌注损伤鼠的脑部有保护作用。红景天苷可抑制血管紧张素转换酶的表达，显著抑制血管平滑肌细胞（VSMC）的增殖，抑制 VSMC 的收缩，同时降低正常 VSMC 中肿瘤坏死因子 β 的表达。红景天苷可显著降低乳鼠心肌细胞培养介质中的乳酸脱氢酶和丙二醛水平，显著提高细胞 Na^+、K^+、三磷酸腺苷酶活力，对心肌细胞起到保护作用。

3. 保护神经细胞

红景天苷药物血清在体外可促进神经干细胞向神经元方向分化。在 SH-SY5Y 神经细胞缺氧/缺糖损伤模型中，红景天苷可抑制缺氧、缺糖损伤所致的神经细胞线粒体膜电位和活性,具有稳定线粒体膜电位,抑制细胞凋亡的作用;还可对线粒体损伤起保护作用。脑缺血再灌注动物模型研究表明红景天苷能增加脑组织中乙酰胆碱的生成,降低缺血再灌注时脑组织内皮素含量,减轻内皮素对神经元的损伤作用。

4. 保肝作用

红景天苷可明显抑制乙醛刺激的大鼠肝星状细胞增殖及胶原基因的表达,具有抗肝纤维化的作用。红景天苷还可抑制四氢氨基吖啶引起的人肝细胞毒性。红景天苷对人肝癌细胞有一定的诱导分化作用。

5. 其他

抑制骨髓细胞凋亡,促进骨髓造血功能恢复,以及防辐射及清除自由基作用。

(二)推荐摄入量

《中华人民共和国药典(2010 年版)》中推荐红景天每天的用量为 3~6g。

(三)红景天服用禁忌

妊娠期女性不宜服用,可导致子宫收缩和流产;另外,可能导致皮肤过敏和肠胃不适。

十三、益生菌

(一)益生菌定义

益生菌是指通过摄入足够数量,对宿主起到有益健康作用活的微生物;或通过摄入或局部使用足够数量,对宿主产生一种或多种特殊的并经论证有功能性健康益处活的微生物。

益生菌菌种必须是人体正常菌群的成员,可利用其活菌、死菌及其代谢产物。益生菌类保健食品必须安全可靠,即食用安全、无不良反应。生产用菌种的生物学、遗传学、功效学特性应明确和稳定。

(二)益生菌种类

公认的益生菌的种类很少,青春双歧杆菌、动物双歧杆菌、双歧双歧杆菌、婴儿双歧杆菌、短双歧杆菌、乳双歧杆菌/动物双歧杆菌、长双歧杆菌明确为益生菌,或具益生菌性质,用于发酵乳的菌种,并明确短双歧杆菌和婴儿双歧杆菌可用于婴儿配方粉。

乳杆菌属中明确为益生菌的菌种有:嗜酸乳杆菌、卷曲乳杆菌、格氏乳杆菌、约氏乳杆菌、副干酪乳杆菌、罗伊乳杆菌、鼠李糖乳杆菌和唾液乳杆菌。

我国可用于保健食品的益生菌包括 3 个属:双歧杆菌属、乳酸杆菌属及链球菌属。以上除双歧杆菌属的菌种、乳酸杆菌属的嗜酸乳杆菌和罗伊乳杆菌在EFFCA/IDF 名单中列为益生菌外,德氏乳杆菌保加利亚亚种、嗜热链球菌等菌种只作为酸奶及发酵乳的发酵剂使用,并不作为益生菌。

(三)生理功能

1.改善便秘

益生菌可刺激肠壁,加速肠道蠕动,促进排便;益生菌可杀死有害菌,通过分解排出有害物质来清洁肠道,改善便秘。

2.改善腹泻

益生菌有生物屏障功能,防止外来细菌定植,抑制非生理性细菌生成。

3.调节肠道功能

许多益生菌可在肠道产生消化酶,帮助人体消化吸收营养成分,缓解消化不良问题。益生菌还可以减少胆固醇吸收、调节肠道菌相,达到预防肥胖和提高胰岛素敏感性的作用。

4.调节免疫力

益生菌可通过肠道屏障功能,避免感染和过敏等免疫疾病发生。

5.产生重要的营养物质

益生菌可在肠道中产生维生素 B_1、B_2、B_6 及维生素 K 等。

(四)推荐摄入量

一般建议乳酸菌摄入量为 108 ～ 1011CFU/d,我国规定益生菌类食品在其保质期内的活菌数目不得少于 106CFU/mL(g)。

(五)益生菌服用禁忌

- 禁止高温冲泡(适宜40℃以下)。
- 禁止与抗生素同服(间隔 2 小时以上)。
- 禁止食用油腻、生冷食物。

第九章　心血管健康常识

第一节　心脏病发作的急救措施
——心肺复苏

心脏病经常会突然发作,如果救治不及时,会导致严重后果。适宜的急救措施可以挽救一个人的生命。心肺复苏是日常生活中最常用的心脏病发病时的急救措施,具体操作如下。

第一步:识别和启动急救。首先判断患者意识,双手轻拍患者肩膀,在耳侧呼唤患者,看是否有反应;其次求助、呼叫"120",寻求周围人帮助,拨打"120",并让人帮忙找附近的自动体外除颤器;最后判断患者心跳,若患者无呼吸或呼吸不正常(如喘息),同时用2~3根手指按压患者的颈动脉,若没有脉动,说明心脏停搏,需要马上开始心肺复苏。如果患者还有心跳和呼吸,心肺复苏反而会增加心室颤动的风险。

第二步:胸外按压30次。让患者仰卧在平实的硬质平面上,头部与躯干处在同一平面。交叠双手,上身前倾,双臂伸直,垂直向下,用力并有节奏地按压30次,见图9－1。

第三步:人工呼吸2次。一手置于患者额部,向下压;另一只手放在患者下颌处,向上抬。注意:嘴角与耳垂连线与地面垂直,见图9－2。

清理患者口腔中的异物(如义齿或呕吐物等)。捏住患者鼻子,用嘴包住患者的嘴快速将气体吹入。吹气的量,只需按照平时呼吸的量即可;每次吹气,大约持续1秒;吹气时,看到患者胸腹部有微微起伏即可。

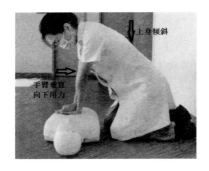

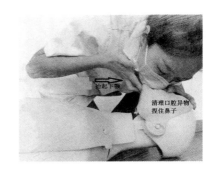

图9－1　胸外按压。　　　　　　　　图9－2　人工呼吸。

持续重复30次胸外按压＋2次人工呼吸,若出现以下情况,可停止心肺复苏。

● 患者恢复了心跳、自主呼吸和脉搏搏动,患者有反应或者呻吟。

● 心肺复苏无效:持续超过30分钟的心肺复苏后,患者的呼吸与脉搏都没有恢复正常,患者瞳孔散大固定。

● 找到自动体外除颤仪或有专业的医护施救人员赶到。

第二节　心血管疾病常见检查项目

一、心电图

体表心电图简称心电图,是通过心电图机在体表记录到的心脏电活动。心电图是整个心脏电活动在体表的投射,在身体不同部位记录到的心电图波形各不相同。

心电图是临床上不可或缺的一项心脏检查,它在冠心病和心律失常的诊断中具有确诊价值;在心肌肥厚、肺源性心脏病、肺栓塞、电解质紊乱、心包和心肌疾病、离子通道病的诊断中具有重要的提示和参考价值。正常心电图见图9－3。

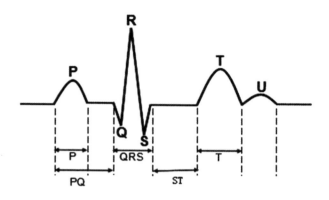

图9－3 正常心电图。

心电图检查注意事项：

• 休息一段时间,保持平静后再检查。

• 身上的衣服尽量宽松,避免穿连衣裙、连裤袜等不方便露出脚踝、不易脱下的衣服。

• 不佩戴金属物品。

二、心脏 X 线平片

心脏 X 线平片是评估心脏大血管病变的标准、非侵袭性影像检查方法之一。心脏大血管位于胸腔内两侧含气肺组织之间,存在自然对比的密度差,适用 X 线检查,可以评估心脏和大血管的体积及形状。

由于心脏大血管的投影彼此重叠,在平片上不能见到其内部结构和分界,但在心脏标准位置(三位片:后前位 + 右前斜位 + 左前斜位;或两位片:后前位 + 左侧位)上能显示各房室和大血管轮廓。通过观察肺野,结合临床及病理生理基础,可确定有无心脏衰竭的证据或血流分布的变化等现象。

心脏 X 线平片可用于诊断心肌病、心力衰竭、瓣膜性心脏病、肺源性心脏病、心包疾病、动脉瘤、先天性心脏病等。

三、动态心电图

动态心电图应用动态心电图记录仪、长时间连续记录并存储心电信号,然后经计算机分析系统回放并分析,经人工校阅编辑后,得到有关心脏电活动的信息。对于全面评价心脏变时性和心脏自主神经功能有重要价值。

对于以下患者或情形,动态心电图可以提供有价值的诊断信息。

• 有一过性心悸、胸痛、黑蒙、晕厥、呼吸困难等症状发作,疑诊心脏疾病的患者。

• 已确诊心律失常的患者,评价心律失常负荷、性质、危险性,揭示心律失常的昼夜规律,评价治疗效果。

• 发现无症状心肌缺血,判断心绞痛的类型,尤其对于变异型心绞痛具有较高诊断价值。

• 评估器质性心脏病、离子通道病患者的心律失常风险。

• 植入心脏节律管理器械的患者,评估植入器械有无功能异常,评估异常症状是否与植入器械功能异常有关。

• 评估心脏变时性。

• 根据心率变异性、心率震荡、心率减速力、复极动态性等指标评估心脏病患者的预后。

四、经皮冠状动脉造影

1977 年,一名德国医生完成了医学史上具有划时代意义的首例经皮腔内冠状动脉成形术,开辟了冠心病非外科手术治疗的新纪元。随后该技术在全球迅速普及,目前已成为冠心病患者的重要治疗策略。

（一）冠状动脉造影的适应证

• 不明原因胸痛,无创性检查不能确诊。

● 不明原因的心律失常,如顽固的室性心律失常及传导阻滞,有时需冠状动脉造影除外冠心病。

● 不明原因的左心功能不全,主要见于扩张型心肌病或缺血性心肌病,两者鉴别往往需要行冠状动脉造影。

● 先天性心脏病和瓣膜病手术前,若患者年龄 >40 岁,易合并有冠状动脉的畸形或动脉粥样硬化,可以在手术的同时进行干预。

● 无症状但可疑冠心病,在高危职业如飞行员、司机、警察、运动员、消防队员等或医疗保险需要。

● 临床冠心病诊断明确,行冠状动脉造影为进一步明确冠状动脉病变的范围、程度,进而选择治疗方案:急性心肌梗死、内科治疗效果不佳的稳定性心绞痛、高危的不稳定型心绞痛、外科手术前做心脏风险评估。

（二）冠状动脉造影术的禁忌证

● 未控制的严重的室性心律失常。

● 未控制的高血压。

● 未控制的心功能不全。

● 未纠正的低钾血症、洋地黄中毒、电解质紊乱。

● 发热性疾病。

● 出血性疾病。

● 造影剂过敏。

● 严重的肾功能不全。

● 急性心肌炎。

● 妊娠。

第三节　心脏康复

一、心功能分级

Ⅰ级:患者有心脏病,但日常生活不受限制,一般活动不会引起心悸、气喘、心绞痛。

Ⅱ级:休息或轻量活动时无症状,劳作强度大时出现疲劳、心悸。

Ⅲ级:休息时无症状,轻量活动时出现疲劳、心悸。

Ⅳ级:休息状态下也会出现症状,体力活动后症状加重。

二、心脏康复"五大处方"

心脏康复是改善因为心脏病引起的心脏和全身的功能低下,预防心脏病的再发,改善生活质量而进行的系统性治疗,坚持心脏康复可以改善疾病的预后。

(一)药物处方

药物治疗是心血管疾病治疗的基础,规范用药对干预心血管疾病危险因素、延缓疾病进展和改善预后方面有重要作用。

(二)运动处方

在经过专业的综合评估后,在心电监护下,给予心血管疾病患者个体化的运动处方。适度的有氧训练、耐力训练、阻抗训练、柔性训练,可以提高心血管患者的整体机能。

（三）营养处方

营养处方应与运动处方相结合,配合使用。整体饮食原则为饮食清淡、膳食平衡,避免暴饮暴食,不宜过饱。定期测量体重、腰围和监测血糖、血脂,科学合理的膳食营养能有效降低心血管疾病发生的风险。

（四）心理处方

心脏康复特别要注意患者心理状况,配合躯体化自评量表、抑郁症状群量表等筛查,识别、关注并干预患者的精神心理问题,由专业人员制订相应的心理处方,给予对症治疗。

（五）戒烟处方

戒烟可以降低心血管疾病的发生和死亡风险,戒烟效果等同于药物治疗,是挽救生命最经济有效的干预手段。

第四节　运动管理

对于病情稳定的各型冠心病,如稳定型心绞痛、急性冠状动脉综合征和冠状动脉血运重建术等,均应在专业医生的指导下进行运动训练。运动处方基本要素由以下四个方面组成:运动频率、运动强度、运动时间、运动类型。

一、运动处方基本原则

（一）安全性

按运动处方运动,应保证在安全范围内进行,合理运动治疗改善心血管疾病的同时,避免发生不恰当的运动形式或强度造成的心血管事件。

(二)科学性和有效性

运动处方的制订和实施应使患者的功能状态有所改善,应科学、合理地安排各项内容,运动项目应与患者自身状况相适应,并将有益的体力活动融入日常生活中。

(三)个体化

运动处方必须因人而异,根据每一位心血管疾病患者的病程、疾病严重程度、合并疾病等具体情况,并综合考虑患者的年龄、个人条件、社会家庭情况、运动环境等多种因素,制订出符合个人身体客观条件及要求的运动处方。

(四)全面性

运动处方应遵循全面身心健康的原则,在运动处方的制订和实施中,注意维持人体生理和心理的平衡,并接受各学科专业人员(如心血管医师、营养医师、康复医师、运动治疗师、神经科、心理科等)的指导,包括临床风险指导、运动风险指导、饮食营养情况指导、心理指导等。

二、运动训练时间及频率

每次运动总时间:45~60分钟,包括准备活动15~20分、训练活动20~30分、结束活动5~10分。

频率以每周3~5次为宜,6~8周可见运动耐量提升。

三、康复训练的注意事项

要由医务人员咨询与指导,必要时在监护下进行,从小量开始,逐渐增量、循序渐进,以及选择适当的运动,避免竞技性运动,只在感觉良好时运动,定期检查和修正运动处方,避免过度或不足,需要警惕的症状包括上身不适(包括胸、臂、颈或小颌)、无力、气短、骨关节不适。

四、运动强度的掌握

活动后心率不超过 110 ~ 115 次/分。运动后未出现明显呼吸短促,增快的心率和呼吸应在运动后 10 ~ 30 分钟内恢复,第 2 天清晨心率尚未恢复,说明运动量过大。运动后肺部啰音增多,提示强度过大,应暂停运动。避免剧烈、快速和紧张用力,尤应注意避免静止性肌紧张和闭气。

五、注意事项

有明显呼吸困难或乏力,运动中呼吸频率 > 40 次/分,出现肺啰音,脉压 < 10mmHg,运动加量时血压下降(> 10mmHg),运动中出现室上性或室性期前收缩增加、大汗、苍白或者意识不清等不适症状时应立即停止运动。

第五节 日常生活注意事项

一、预防便秘

便秘是心血管疾病的一大危险因素。心血管疾病患者若用力憋气排便,将使血压升高,增加心脏负担,诱发心脏病的发作。因此,平时要注意预防便秘,必要的时候可以使用药物协助排便。排便时尽量不要憋气,建议使用坐便器,以减轻心脏负担。

二、沐浴注意事项

心血管疾病患者在泡澡的时候如果水温过高或者水位超过胸口,都可以加重心脏负担。可以用温水先泡一下下肢等身体远心部位,使身体适应水温后,再将全身心脏以下的部位泡入澡盆,可以减轻心脏负担。最好在吃饭前进行泡澡,泡澡前后还要注意补充水分。为了防止意外的发生,心血管疾病患者应尽量在家里有人的时候沐浴。

三、服药注意事项

心血管疾病患者应该了解医生开具的药物的治疗目的,严格遵照医嘱按时、按量服用药物,服药时要用白开水服药,避免使用茶、饮料等服药。不可自行停药或增减药物。

四、睡眠注意事项

睡眠不足会使交感神经兴奋,血压和脉搏升高,增加心脏负担。心血管疾病患者应保证每天有规律的生活习惯,睡觉前 1 ~ 2 小时,减少睡觉前电视、电脑和灯光的刺激,使自己身体进入放松状态。另外,慌张、匆忙地起床会更容易引起心肌梗死的发作。起床后身体处于脱水状态,血管会更容易出现栓塞。养成早睡早起的好习惯,起床后以轻松的心态开始新的一天。

附　录

附录 1　中国居民膳食能量推荐摄入量

年龄	男性 低强度体 力活动	中等强度体 力活动	高强度体 力活动	女性 低强度体 力活动	中等强度 体力活动	高强度体 力活动
0 岁		90kcal／（kg·d)		—	90kcal／（kg·d)	
0.5 岁		75kcal／（kg·d)	—	—	75kcal／（kg·d)	—
1 岁		900	—	—	800	—
2 岁	—	1100	—	—	1000	—
3 岁	—	1250	—	—	1150	—
4 岁	—	1300	—	—	1250	—
5 岁	—	1400	—	—	1300	—
6 岁	1400	1600	1800	1300	1450	1650
7 岁	1500	1700	1900	1350	1550	1750
8 岁	1600	1850	2100	1450	1700	1900
9 岁	1700	1950	2200	1550	1800	2000
10 岁	1800	2050	2300	1650	1900	2100
11 岁	1900	2200	2450	1750	2000	2250
12 岁	2300	2600	2900	1950	2200	2450
15 岁	2600	2950	3300	2100	2350	2650
18 岁	2150	2550	3000	1700	2100	2450
30 岁	2050	2500	2950	1700	2050	2400
50 岁	1950	2400	2800	1600	1950	2300
65 岁	1900	2300	—	1550	1850	—
75 岁	1800	2200	—	1500	1750	—
妊娠期女性(早)	—	—	—	＋0	＋0	＋0
妊娠期女性(中)	—	—	—	＋250	＋250	＋250
妊娠期女性(晚)	—	—	—	＋400	＋400	＋400
哺乳期女性	—	—	—	＋400	＋400	＋400

附录 2　常见食物的 GI 与 GL 对比

食物	GI	GL	食物	GI	GL	食物	GI	GL
大米饭	83	22	土豆	62	11	全脂牛奶	27	1.5
白面馒头	88	41	粽子	87	36	脱脂牛奶	32	2.6
粉丝	31	26	蚕豆	79	9	低脂冰激凌	50	11
糯米	87	68	鲜玉米	55	2.9	鸡蛋	30	1
面条	81	51	豆腐	50	2.1	鸡肉	45	1
烙饼	79	41	豆浆	50	0.55	鸭肉	45	2
油条	75	51	豆干	24	1.3	羊肉	45	<1
荞麦面条	59	39	鹰嘴豆	33	13	牛肉	46	1
荞麦馒头	66	41	魔芋	17	<1	猪肉	45	2
小米粥	61	5.2	藕粉	32	30	腊肠	48	2
大米粥	69	6.9	山药	51	9.5	虾仁	40	2
燕麦	55	23	油豆腐	43	6	牡蛎	45	<1
葡萄	50	4.3	红薯	48	12	香肠	45	2
芒果	49	3.6	番茄	30	<1	海带	25	1
苹果	36	4.3	芹菜	25	<1	香菇	28	1
西瓜	80	4	菠菜	15	<1	白萝卜	26	<1
橙子	31	4.5	洋葱	30	<1	蜂蜜	88	55
草莓	29	2.4	茄子	25	<1	代糖	10	<1

附录 3　常见食物含水量表（g/100g）

食物名称	含水量	食物名称	含水量
面条	73	豆腐	83
花卷	46	豆浆	96
馒头	40	豆干	65
米饭	71	豆奶	94
烙饼	36	苹果	86
油条	22	李子	90
小米粥	90	樱桃	88
粉条	14	葡萄	88
猪肉	47	草莓	91
牛肉	73	橙子	87
羊肉	65	西瓜	93
鲫鱼	75	胡萝卜	89
基围虾	75	茄子	93
草鱼	77	大蒜	33
火腿	47	鲜蘑菇	92
酱牛肉	51	大白菜	95
鸡蛋	74	菠菜	91
牛奶	89	芹菜	94

附录 4 以能量为基础的食物交换份

谷薯类

食物名称	质量/g	食物名称	质量/g
大米	25	面筋	50
小米	25	鲜玉米(带棒心)	200
面粉	25	栗子	40
挂面	25	魔芋	35
烙饼	35	桃酥	18
米饭	75	山药	150
红薯	70	土豆	100

蔬菜类

食物名称	质量/g	食物名称	质量/g
胡萝卜	250	鲜蘑菇	390
豆芽	340	鲜竹笋	450
丝瓜	500	茼蒿	500
油菜	350	芹菜	470
西葫芦	750	毛豆	70
生菜	640	百合	50
蒜黄	400	冬笋	220

水果类

食物名称	质量/g	食物名称	质量/g
苹果	200	猕猴桃	200
梨	240	香蕉	150
芒果	140	葡萄	200
荔枝	120	柚子	150
西瓜	450	李子	220
草莓	300	菠萝	150
樱桃	220	杏	250

肉禽蛋鱼类

食物名称	质量/g	食物名称	质量/g
猪肉（肥瘦）	25	猪肉（瘦）	50
猪蹄	30	带鱼	80
鸡蛋	25	鲫鱼	150
猪里脊肉	50	虾仁	100
鸡蛋白	190	河螃蟹	150
排骨	45	松花蛋	55
牛肉	50	酱牛肉	35
羊肉（瘦）	50	猪肝	70

附录5 以蛋白质为基础的食物交换份

（一）谷薯类

（每份 50g,蛋白质 4g,能量 180kcal）

谷类				
稻米 50g	籼米 50g	薏米 50g	玉米面 50g	荞麦 50g
粳米 50g	糯米 50g	黄米 50g	小米 50g	莜麦面 40g
挂面 60g	小麦粉 60g	面条 60g	馒头 70g	米饭 130g
薯类				
马铃薯 200g	木薯 200g	甘薯 200g	山药 200g	芋头 200g

（二）淀粉类

（每份 100g,蛋白质 0~1g,能量 360kcal）

蚕豆淀粉 100g	豌豆淀粉 100g	玉米淀粉 100g	芡粉 100g	粉条 100g
藕粉 100g	豌豆粉丝 100g	粉丝 100g	地瓜粉 100g	马铃薯粉 100g

（三）豆类

（每份 35g,蛋白质 7g,能量 90kcal）

黄豆 25g	黑豆 25g	蚕豆 35g	豇豆 35g	扁豆 30g
豆类制品				
豆腐干 35g	豆腐卷 35g	油豆腐 35g	千张 35g	素火腿 35g
素鸡 35g	烤麸(熟)35g	豆奶 300g	豆腐脑 400g	豆浆 400g

（四）肉蛋奶类

肉类（每份 50g,蛋白质 7g,能量 90kcal）

香肠 25g	酱牛肉 25g	火腿 25g	鸡翅 50g	大排 50g
猪肉(瘦)35g	牛肉(瘦)35g	兔肉 35g	鸡肉 50g	火腿肠 50g
鸭肉 50g	羊肉(肥瘦)50g	烤鸡 50g	炸鸡 50g	
水产品（每份 75g,蛋白质 7g,能量 90kcal）				
鲢鱼 50g	鲑鱼 50g	带鱼 50g	黄鱼 75g	罗非鱼 75g
草鱼 75g	鲫鱼 75g	鳊鱼 75g	青鱼 75g	生蚝 75g
蟹肉 75g	海参 50g			
蛋类（每份 60g,蛋白质 7g,能量 90kcal）				
鸡蛋 60g	鸭蛋 60g	松花蛋 60g	鹅蛋 60g	鹌鹑蛋(5 个)60g
奶类（每份 230g,蛋白质 7g,能量 90kcal）				
牛奶 230g	酸奶 230g			

附录6 儿童生长发育参考值

0～18 岁儿童青少年身高、体重百分位数值（男）

年龄	3rd 身高（cm）体重（kg）	10th 身高（cm）体重（kg）	25th 身高（cm）体重（kg）	50th 身高（cm）体重（kg）	75th 身高（cm）体重（kg）	90th 身高（cm）体重（kg）	97th 身高（cm）体重（kg）
出生	47.1 2.62	48.1 2.83	49.2 3.06	50.4 3.32	51.6 3.59	52.7 3.85	53.8 4.12
2 月	54.6 4.53	55.9 4.88	57.2 5.25	58.7 5.68	60.3 6.15	61.7 6.59	63.0 7.05
4 月	60.3 5.99	61.7 6.43	63.0 6.90	64.6 7.45	66.2 8.04	67.6 8.61	69.0 9.20
6 月	64.0 6.80	65.4 7.28	66.8 7.80	68.4 8.41	70.0 9.07	71.5 9.70	73.0 10.37
9 月	67.9 7.56	69.4 8.09	70.9 8.66	72.6 9.33	74.4 10.06	75.9 10.75	77.5 11.49
12 月	71.5 8.16	73.1 8.72	74.7 9.33	76.5 10.05	78.4 10.83	80.1 11.58	81.8 12.37
15 月	74.4 8.68	76.1 9.27	77.8 9.91	79.8 10.68	81.8 11.51	83.6 12.30	85.4 13.15
18 月	76.9 9.19	78.7 9.81	80.6 10.48	82.7 11.29	84.8 12.16	86.7 13.01	88.7 13.90
21 月	79.5 9.71	81.4 10.37	83.4 11.08	85.6 11.93	87.9 12.86	90.0 13.75	92.0 14.70
2 岁	82.1 10.22	84.1 10.90	86.2 11.65	88.5 12.54	90.9 13.51	93.1 14.46	95.3 15.46
2.5 岁	86.4 11.11	88.6 11.85	90.8 12.66	93.3 13.64	95.9 14.70	98.2 15.73	100.5 16.8
3 岁	89.7 11.94	91.9 12.74	94.2 13.61	96.8 14.65	99.4 15.80	101.8 16.92	104.1 18.12
3.5 岁	93.4 12.73	95.7 13.5	98.0 14.51	100.6 15.63	103.2 16.86	105.7 18.08	108.1 19.38

（待续）

（续表）

年龄	3rd 身高（cm）体重（kg）	10th 身高（cm）体重（kg）	25th 身高（cm）体重（kg）	50th 身高（cm）体重（kg）	75th 身高（cm）体重（kg）	90th 身高（cm）体重（kg）	97th 身高（cm）体重（kg）
4 岁	96.7 13.52	99.1 14.43	101.4 15.43	104.1 16.64	106.9 17.98	109.3 19.29	111.8 20.71
4.5 岁	100.0 14.37	102.4 15.35	104.9 16.43	107.7 17.75	110.5 19.22	113.1 20.67	115.7 22.24
5 岁	103.3 15.26	105.8 16.33	108.4 17.52	111.3 18.98	114.2 20.61	116.9 22.23	119.6 24.00
5.5 岁	106.4 16.09	109.0 17.26	111.7 18.56	114.7 20.18	117.7 21.98	120.5 23.81	123.3 25.81
6 岁	109.1 16.80	111.8 18.06	114.6 19.49	117.7 21.26	120.9 23.26	123.7 25.29	126.6 27.55
6.5 岁	111.7 17.53	114.5 18.92	117.4 20.49	120.7 22.45	123.9 24.70	126.9 27.00	129.9 29.57
7 岁	114.6 18.48	117.6 20.04	120.6 21.81	124.0 24.06	127.4 26.66	130.5 29.35	133.7 32.41
7.5 岁	117.4 19.43	120.5 21.17	123.6 23.16	127.1 25.72	130.7 28.70	133.9 31.84	137.2 35.45
8 岁	119.9 20.32	123.1 22.24	126.3 24.46	130.0 27.33	133.7 30.71	137.1 34.31	140.4 38.49
8.5 岁	122.3 21.18	125.6 23.28	129.0 25.73	132.7 28.91	136.6 32.69	140.1 36.74	143.6 41.49
9 岁	124.6 22.04	128.0 24.31	131.4 26.98	135.4 30.46	139.3 34.61	142.9 39.08	146.5 44.35
9.5 岁	126.7 22.95	130.3 25.42	133.9 28.31	137.9 32.09	142.0 36.61	145.7 41.49	149.4 47.24
10 岁	128.7 23.89	132.3 26.55	136.0 29.66	140.2 33.74	144.4 38.61	148.2 43.85	152.0 50.01
10.5 岁	130.7 24.96	134.5 27.83	138.3 31.20	142.6 35.58	147.0 40.81	150.9 46.40	154.9 52.93
11 岁	132.9 26.21	136.8 29.33	140.8 32.97	145.3 37.69	149.9 43.27	154.0 49.20	158.1 56.07
11.5 岁	135.3 27.59	139.5 30.97	143.7 34.91	148.4 39.98	153.1 45.94	157.4 52.21	161.7 59.40

（待续）

203

（续表）

年龄	3rd 身高(cm) 体重(kg)	10th 身高(cm) 体重(kg)	25th 身高(cm) 体重(kg)	50th 身高(cm) 体重(kg)	75th 身高(cm) 体重(kg)	90th 身高(cm) 体重(kg)	97th 身高(cm) 体重(kg)
12 岁	138.1 29.09	142.5 32.77	147.0 37.03	151.9 42.49	157.0 48.86	161.5 55.50	166.0 63.04
12.5 岁	141.1 30.74	145.7 34.71	150.4 39.29	155.6 45.13	160.8 51.89	165.5 58.90	170.2 66.81
13 岁	145.0 32.82	149.6 37.04	154.3 41.90	159.5 48.08	164.8 55.21	169.5 62.57	174.2 70.83
13.5 岁	148.8 35.03	153.3 39.42	157.9 44.45	163.0 50.85	168.1 58.21	172.7 65.80	177.2 74.33
14 岁	152.3 37.36	156.7 41.80	161.0 46.90	165.9 53.37	170.7 60.83	175.1 68.53	179.4 77.20
14.5 岁	155.3 39.53	159.4 43.94	163.6 49.00	168.2 55.43	172.8 62.86	176.9 70.55	181.0 79.24
15 岁	157.5 41.43	161.4 45.77	165.4 50.75	169.8 57.08	174.2 64.40	178.2 72.00	182.0 80.60
15.5 岁	159.1 43.05	162.9 47.31	166.7 52.19	171.0 58.39	175.2 65.57	179.1 73.03	182.8 81.49
16 岁	159.9 44.28	163.6 48.47	167.4 53.26	171.6 59.35	175.8 66.40	179.5 73.73	183.2 82.06
16.5 岁	160.5 45.30	164.2 49.42	167.9 54.13	172.1 60.12	176.2 67.05	179.9 74.25	183.5 82.44
17 岁	160.9 46.04	164.5 50.11	168.2 54.77	172.3 60.68	176.4 67.51	180.1 74.62	183.7 82.70
18 岁	161.3 47.01	164.9 51.02	168.6 55.60	172.7 61.40	176.7 68.11	180.4 75.08	183.9 83.00

0～18岁儿童青少年身高、体重百分位数值（女）

年龄	3rd 身高（cm）体重（kg）	10th 身高（cm）体重（kg）	25th 身高（cm）体重（kg）	50th 身高（cm）体重（kg）	75th 身高（cm）体重（kg）	90th 身高（cm）体重（kg）	97th 身高（cm）体重（kg）
出生	46.6 2.57	47.5 2.76	48.6 2.96	49.7 3.21	50.9 3.49	51.9 3.75	53.0 4.04
2月	53.4 4.21	54.7 4.50	56.0 4.82	57.4 5.21	58.9 5.64	60.2 6.06	61.6 6.51
4月	59.1 5.55	60.3 5.93	61.7 6.34	63.1 6.83	64.6 7.37	66.0 7.90	67.4 8.47
6月	62.5 6.34	63.9 6.76	65.2 7.21	66.8 7.77	68.4 8.37	69.8 8.96	71.2 9.59
9月	66.4 7.11	67.8 7.58	69.3 8.08	71.0 8.69	72.8 9.36	74.3 10.01	75.9 10.71
12月	70.0 7.70	71.6 8.20	73.2 8.74	75.0 9.40	76.8 10.12	78.5 10.82	80.2 11.57
15月	73.2 8.22	74.9 8.75	76.6 9.33	78.5 10.02	80.4 10.79	82.2 11.53	84.0 12.33
18月	76.0 8.73	77.7 9.29	79.5 9.91	81.5 10.65	83.6 11.46	85.5 12.25	87.4 13.11
21月	78.5 9.26	80.4 9.86	82.3 10.51	84.4 11.30	86.6 12.17	88.6 13.01	90.7 13.93
2岁	80.9 9.76	82.9 10.39	84.9 11.08	87.2 11.92	89.6 12.84	91.7 13.74	93.9 14.71
2.5岁	85.2 10.65	87.4 11.35	89.6 12.12	92.1 13.05	94.6 14.07	97.0 15.08	99.3 16.16
3岁	88.6 11.50	90.8 12.27	93.1 13.11	95.6 14.13	98.2 15.25	100.5 16.36	102.9 17.55
3.5岁	92.4 12.32	94.6 13.14	96.8 14.05	99.4 15.16	102.0 16.38	104.4 17.59	106.8 18.89
4岁	95.8 13.10	98.1 13.99	100.4 14.97	103.1 16.17	105.7 17.50	108.2 18.81	110.6 20.24
4.5岁	99.2 13.89	101.5 14.85	104.0 15.92	106.7 17.22	109.5 18.66	112.1 20.10	114.7 21.67
5岁	102.3 14.64	104.8 15.68	107.3 16.84	110.2 18.26	113.1 19.83	115.7 21.41	118.4 23.14

（待续）

（续表）

年龄	3rd 身高（cm）体重（kg）	10th 身高（cm）体重（kg）	25th 身高（cm）体重（kg）	50th 身高（cm）体重（kg）	75th 身高（cm）体重（kg）	90th 身高（cm）体重（kg）	97th 身高（cm）体重（kg）
5.5 岁	105.4 15.39	108.0 16.52	110.6 17.78	113.5 19.33	116.5 21.06	119.3 22.81	122.0 24.72
6 岁	108.1 16.10	110.8 17.32	113.5 18.68	116.6 20.37	119.7 22.27	122.5 24.19	125.4 26.30
6.5 岁	110.6 16.80	113.4 18.12	116.2 19.60	119.4 21.44	122.7 23.51	125.6 25.62	128.6 27.96
7 岁	113.3 17.58	116.2 19.01	119.2 20.62	122.5 22.64	125.9 24.94	129.0 27.28	132.1 29.89
7.5 岁	116.0 18.39	119.0 19.95	122.1 21.71	125.6 23.93	129.1 26.48	132.3 29.08	135.5 32.01
8 岁	118.5 19.20	121.6 20.89	124.9 22.81	128.5 25.25	132.1 28.05	135.4 30.95	138.7 34.23
8.5 岁	121.0 20.05	124.2 21.88	127.6 23.99	131.3 26.67	135.1 29.77	138.5 33.00	141.9 36.69
9 岁	123.3 20.93	126.7 22.93	130.2 25.23	134.1 28.19	138.0 31.63	141.6 35.26	145.1 39.41
9.5 岁	125.7 21.89	129.3 24.08	132.9 26.61	137.0 29.87	141.1 33.72	144.8 37.79	148.5 42.51
10 岁	128.3 22.98	132.1 25.36	135.9 28.15	140.1 31.76	144.4 36.05	148.2 40.63	152.0 45.97
10.5 岁	131.1 24.22	135.0 26.80	138.9 29.84	143.3 33.80	147.7 38.53	151.6 43.61	155.6 49.59
11 岁	134.2 25.74	138.2 28.53	142.2 31.81	146.6 36.10	151.1 41.24	155.2 46.78	159.2 53.33
11.5 岁	137.2 27.43	141.2 30.39	145.2 33.86	149.7 38.40	154.1 43.85	158.2 49.73	162.1 56.67
12 岁	140.2 29.33	144.1 32.42	148.0 36.04	152.4 40.77	156.7 46.42	160.7 52.49	164.6 59.64
12.5 岁	142.9 31.22	146.6 34.39	150.4 38.09	154.6 42.89	158.8 48.60	162.6 54.71	166.3 61.86
13 岁	145.0 33.09	148.6 36.29	152.2 40.00	156.3 44.79	160.3 50.45	164.0 56.46	167.6 63.45

（待续）

（续表）

年龄	3rd 身高（cm） 体重（kg）	10th 身高（cm） 体重（kg）	25th 身高（cm） 体重（kg）	50th 身高（cm） 体重（kg）	75th 身高（cm） 体重（kg）	90th 身高（cm） 体重（kg）	97th 身高（cm） 体重（kg）
13.5 岁	146.7 34.82	150.2 38.01	153.7 41.69	157.6 46.42	161.6 51.97	165.1 57.81	168.6 64.55
14 岁	147.9 36.38	151.3 39.55	154.8 43.19	158.6 47.83	162.4 53.23	165.9 58.88	169.3 65.36
14.5 岁	148.9 37.71	152.2 40.84	155.6 44.43	159.4 48.97	163.1 54.23	166.5 59.70	169.8 65.93
15 岁	149.5 38.73	152.8 41.83	156.1 45.36	159.8 49.82	163.5 54.96	166.8 60.28	170.1 66.30
15.5 岁	149.9 39.51	153.1 42.58	156.5 46.06	160.1 50.45	163.8 55.49	167.1 60.69	170.3 66.55
16 岁	149.8 39.96	153.1 43.01	156.4 46.47	160.1 50.81	163.8 55.79	167.1 60.91	170.3 66.69
16.5 岁	149.9 40.29	153.2 43.32	156.5 46.76	160.2 51.07	163.8 56.01	167.1 61.07	170.4 66.78
17 岁	150.1 40.44	153.4 43.47	156.7 46.90	160.3 51.20	164.0 56.11	167.3 61.15	170.5 66.82
18 岁	150.4 40.71	153.7 43.73	157.0 47.14	160.6 51.41	164.2 56.28	167.6 61.28	170.7 66.89

参考文献

1. 葛可佑. 中国营养科学全书[M]. 北京:人民卫生出版社,2004.

2. 陈伟,周春凌,周芸. 临床营养诊疗技术[M]. 北京:人民卫生出版社,2017.

3. 蔡威. 食物营养学[M]. 上海:上海交通大学出版社,2006.

4. 刘英华,张永. 临床营养培训手册[M]. 北京:化学工业出版社,2016.

5. 袁继红,李海燕,刘英华. 膳食营养与治疗护理手册[M]. 北京:科学出版社,2017.

6. 王陇德,马冠生. 营养与疾病预防[M]. 北京:人民卫生出版社,2015.

7. 中国就业培训技术指导中心. 公共营养师[M]. 2 版. 北京:中国劳动社会保障出版社,2014.

8. 李响,闫凤. 营养管理[M]. 北京:人民卫生出版社,2018.

9. 李增宁,石汉平. 临床营养操作规程[M]. 北京:人民卫生出版社,2016.

10. 齐玉梅,郭长江,田洪赋. 现代营养治疗[M]. 北京:中国医药科技出版社,2016.

11. 石汉平,李薇,齐玉梅. 营养筛查与评估[M]. 北京:人民卫生出版社,2014.

12. 齐玉梅. 特殊医学用途配方食品临床应用指南[M]. 北京:中国医药科技出版社,2017.

13. 齐玉梅. 特殊医学用途配方食品临床应用参考目录[M]. 北京:中国医药科技出版社,2017.

14. 中国营养学会. 中国居民膳食指南科学研究报告[M]. 北京:人民卫生出版社,2022.

15. Lopez Jaramillo P. The Role of Adiponectin in Cardiometabolic Diseases:Effects of Nutritional Interventions[J]. J Nutr,2016,146(2):422 – 426.

16. 中华人民共和国国家卫生和计划生育委员会. WS/T 429—2013 成人糖尿病患者膳食指导[S]. 北京:中国标准出版社,2013.

17. 中华人民共和国国家卫生和计划生育委员会. WS//T 557—2017 慢性肾病患者膳食指导[S]. 北京:中国标准出版社,2017.

18. 中华人民共和国国家卫生和计划生育委员会. WS/T 430—293 高血压患者膳食指导[S]. 北京:中国标准出版社,2013.

19. 中华人民共和国国家卫生和计划生育委员会. WS/T 560—2017 高尿酸血症与痛风患者膳食指导[S]. 北京:中国标准出版社,2017.

20. Wall R,Koss HP,Fitzgerald GF,et al. Fatty acids from fish:the anti-inflammatory potential of long-chain omega-3 fatty acids[J]. Nutr Rev,2010,68:280 – 289.

21. 杨月欣,李宁. 营养功能成分应用指南[M]. 北京:北京大学医学出版社,2011.

22. 中国医疗保健国际交流促进会心脏重症专业委员会,中国心脏重症营养支持专家委员会. 中国成人心脏外科围手术期营养支持专家共识(2019)[R]. 中华危重症急救医学. 2019,31(7):801 – 804.

23. 中国营养学会. 中国居民膳食指南(2022)[M]. 北京:人民卫生出版社,2022.

24. 李群. 医院临床营养科建设管理规范[M]. 南京:东南大学出版社,2010.

25. 中华医学会肠外肠内营养学分会儿科协作组,中华医学会儿科学分会新生儿学组,中华医学会小儿外科学分会新生儿学组. 中国新生儿营养支持临床应用指南[R]. 中华儿科杂志,2006,44(9):711 – 714.

26. 中华医学会肠外肠内营养学分会儿科协作组. 中国儿科肠内肠外营养支持临床应用指南[R]. 中华儿科杂志,2010,48(6):436 – 441.

27. 周永林,戴月. 国民营养科普丛书——常见食物营养误区[M]. 北京:人民卫生出版社,2022.

28. World Health Organization. Child growth standards[R]. Geneva:WHO,2006.

29. World Health Organization. The WHO Child Growth Standards[S/OL]. http://www.who.int/childgrowth/standards/en/.

30. 龚四堂. 小儿肠内营养[J]. 临床儿科杂志,2008(26):84 – 87.

31. 吴圣楣,蔡威. 新生儿营养学[M]. 2版. 北京:人民卫生出版社,2016.

32. Koletzko B. 临床儿科营养[M]. 2版. 王卫平,译. 北京:人民卫生出版社,2016.

33. 于健春. 临床肠外肠内营养治疗指南与共识[M]. 北京:中华医学电子音像出版社,2018.

34. 国务院关于印发中国妇女发展纲要和中国儿童发展纲要的通知[J]. 中国儿童保健杂志,2010,18(3):195.

35. 周晓燕. 烹调工艺学[M]. 沈阳:辽宁教育出版社. 2006.

索　引

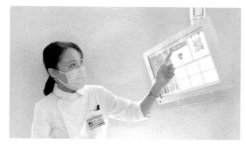

图 1　营养风险筛查

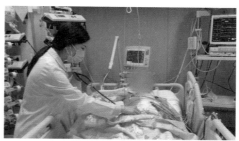

图 2　临床营养评估

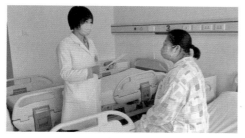

图 3　床旁营养评估

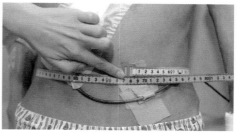

图 4　人体测量 1

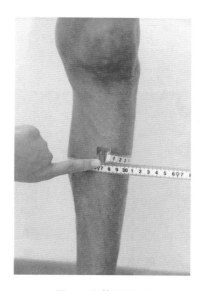

图 5　人体测量 2

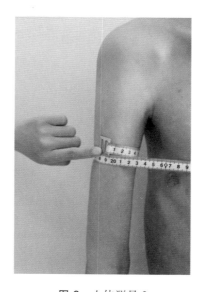

图 6　人体测量 2

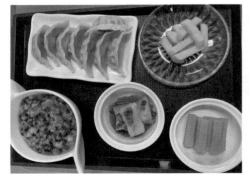

图 7　术后营养餐 1

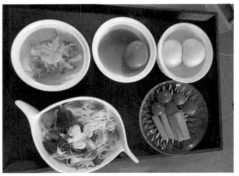

图 8　术后营养餐 2

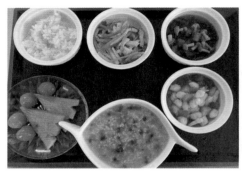

图 9　术后营养餐 3

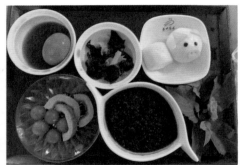

图 10　术后营养餐 4

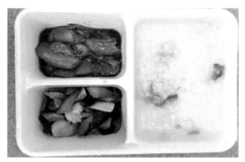

图 11　术后半流质饮食

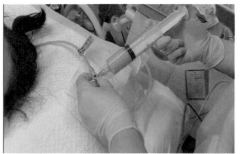

图 12　肠内营养灌注

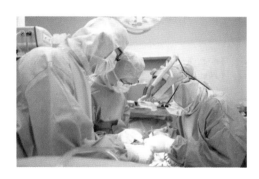

图 13 心脏外科手术

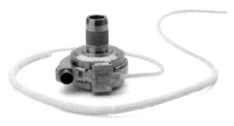

图 14 人工心脏

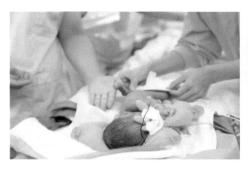

图 15 先天性心脏病婴儿

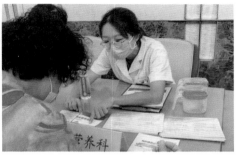

图 16 营养义诊

共同交流探讨
提升专业能力

■·■ **智能阅读向导为您严选以下专属服务** ■·■

 加入【读者社群】 与书友分享阅读心得，交流探讨专业知识与经验。

 领取【推荐书单】 推荐专业好书，助您精进专业知识。

操作步骤指南

微信扫码直接使用资源，无需额外下载任何软件。如需重复使用可再扫码，或将需要多次使用的资源、工具、服务等添加到微信"收藏"功能。

扫码添加
智能阅读向导